我要当个小医生1

保卫肺宝宝①

主　编：刘　华　白秀娟　谭　波
编　委：尹凤娟　林晓燕　周玫君
刘帼豪
绘　图：刘帼豪

中国健康传媒集团
中国医药科技出版社

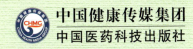

图书在版编目（CIP）数据

我要当个小医生 . 1 / 刘华，白秀娟，谭波主编 . —北京：中国医药科技出版社，2024.7

ISBN 978-7-5214-4645-6

Ⅰ . ①我…　Ⅱ . ①刘…　②白…　③谭…　Ⅲ . ①小儿疾病—常见病—中医治疗法　Ⅳ . ① R272

中国国家版本馆 CIP 数据核字（2024）第 100824 号

美术编辑　陈君杞

版式设计　也　在

出版　**中国健康传媒集团** | 中国医药科技出版社

地址　北京市海淀区文慧园北路甲 22 号

邮编　100082

电话　发行：010-62227427　邮购：010-62236938

网址　www.cmstp.com

规格　710 × 1000 mm $^{1}/_{12}$

印张　8

字数　21 千字

版次　2024 年 7 月第 1 版

印次　2024 年 7 月第 1 次印刷

印刷　河北环京美印刷有限公司

经销　全国各地新华书店

书号　ISBN 978-7-5214-4645-6

定价　48.00 元（全 4 册）

获取新书信息、投稿、为图书纠错，请扫码联系我们。

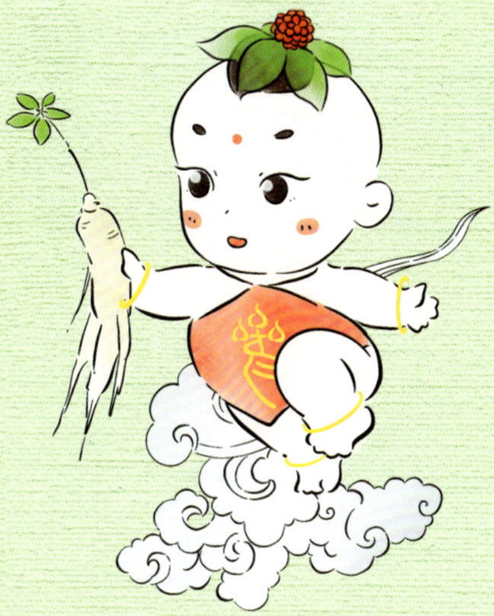

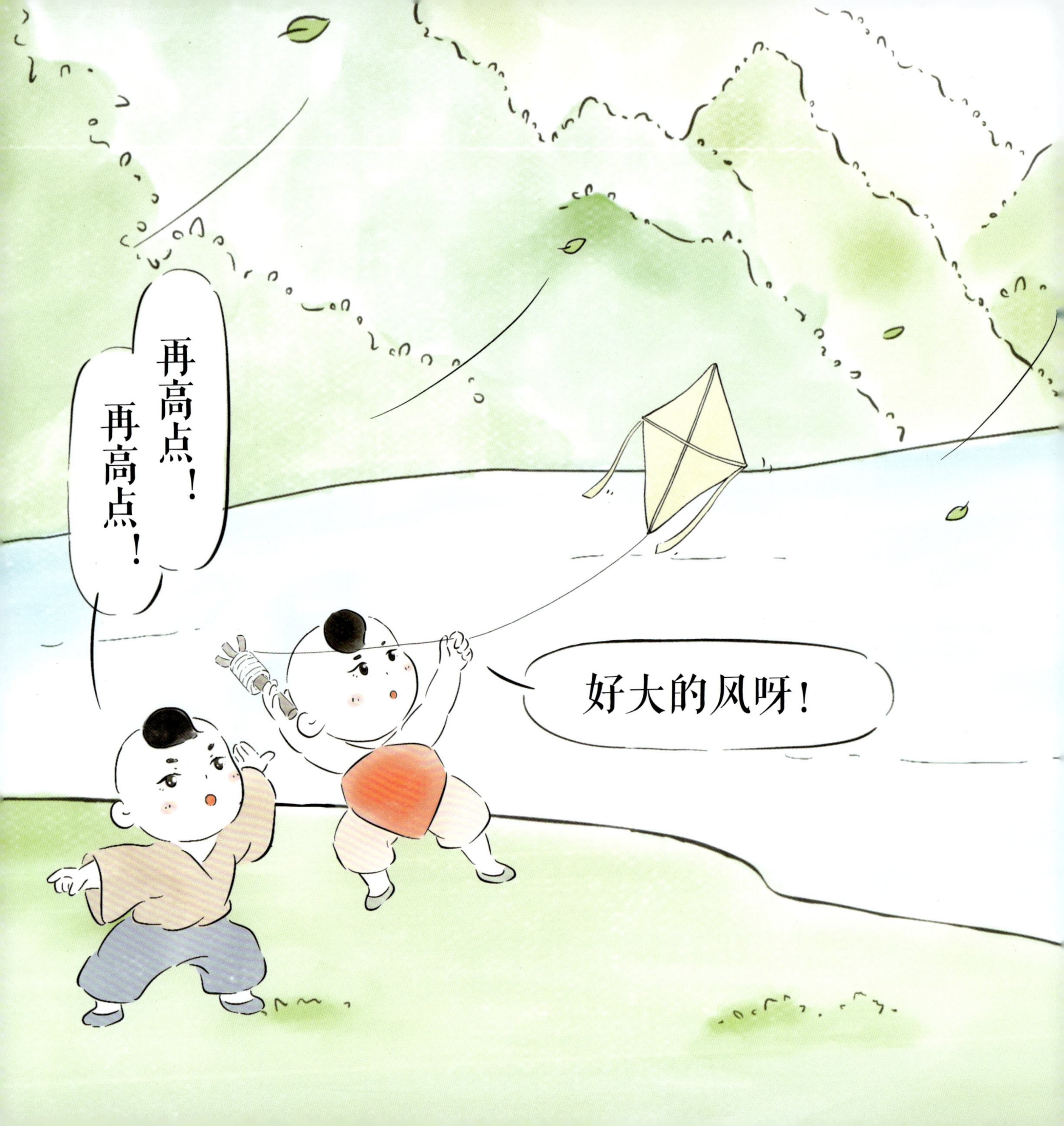
再高点！
再高点！
好大的风呀！

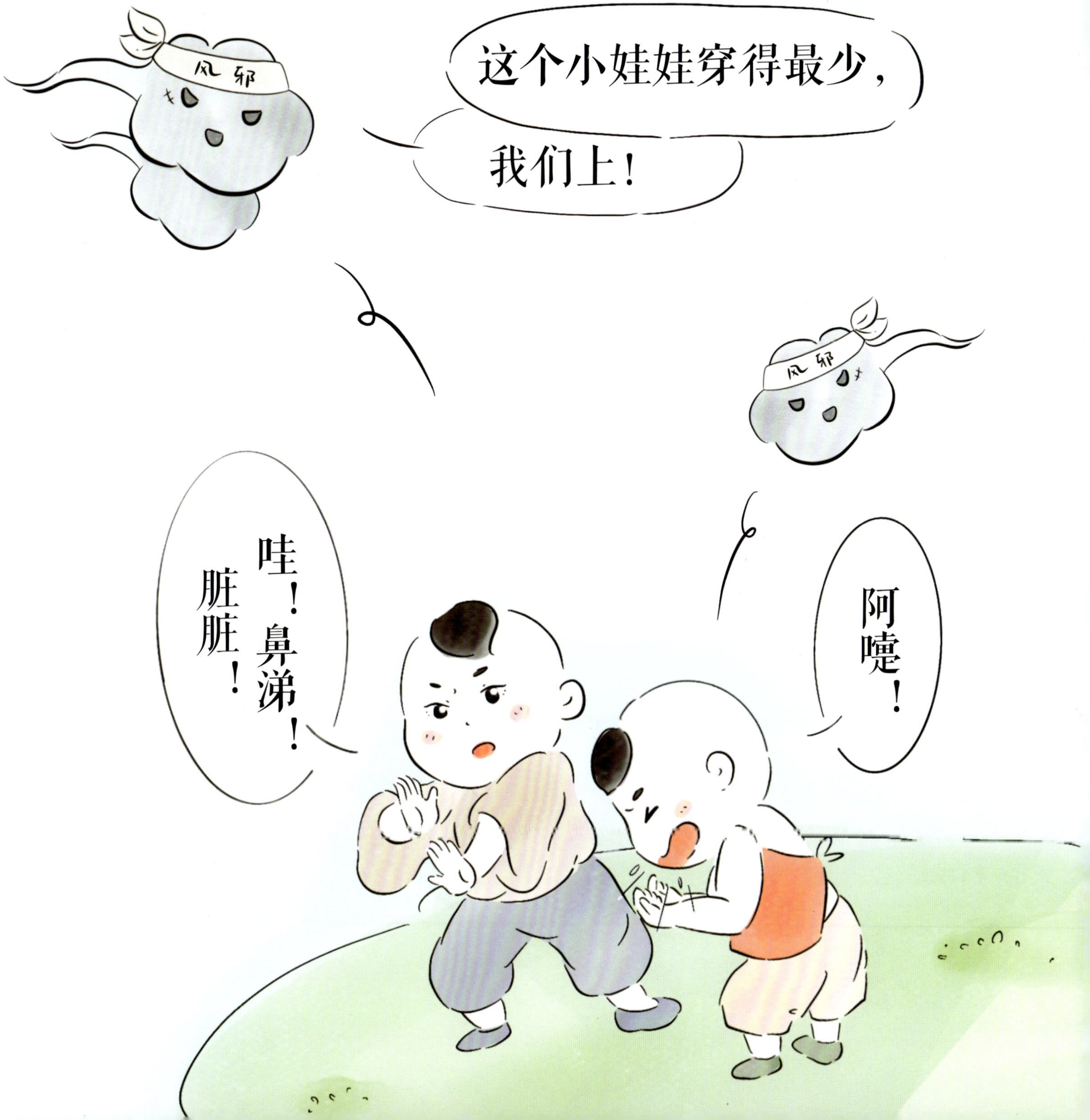
风邪
这个小娃娃穿得最少，
我们上！
风邪
哇！鼻涕！
脏脏！
阿嚏！

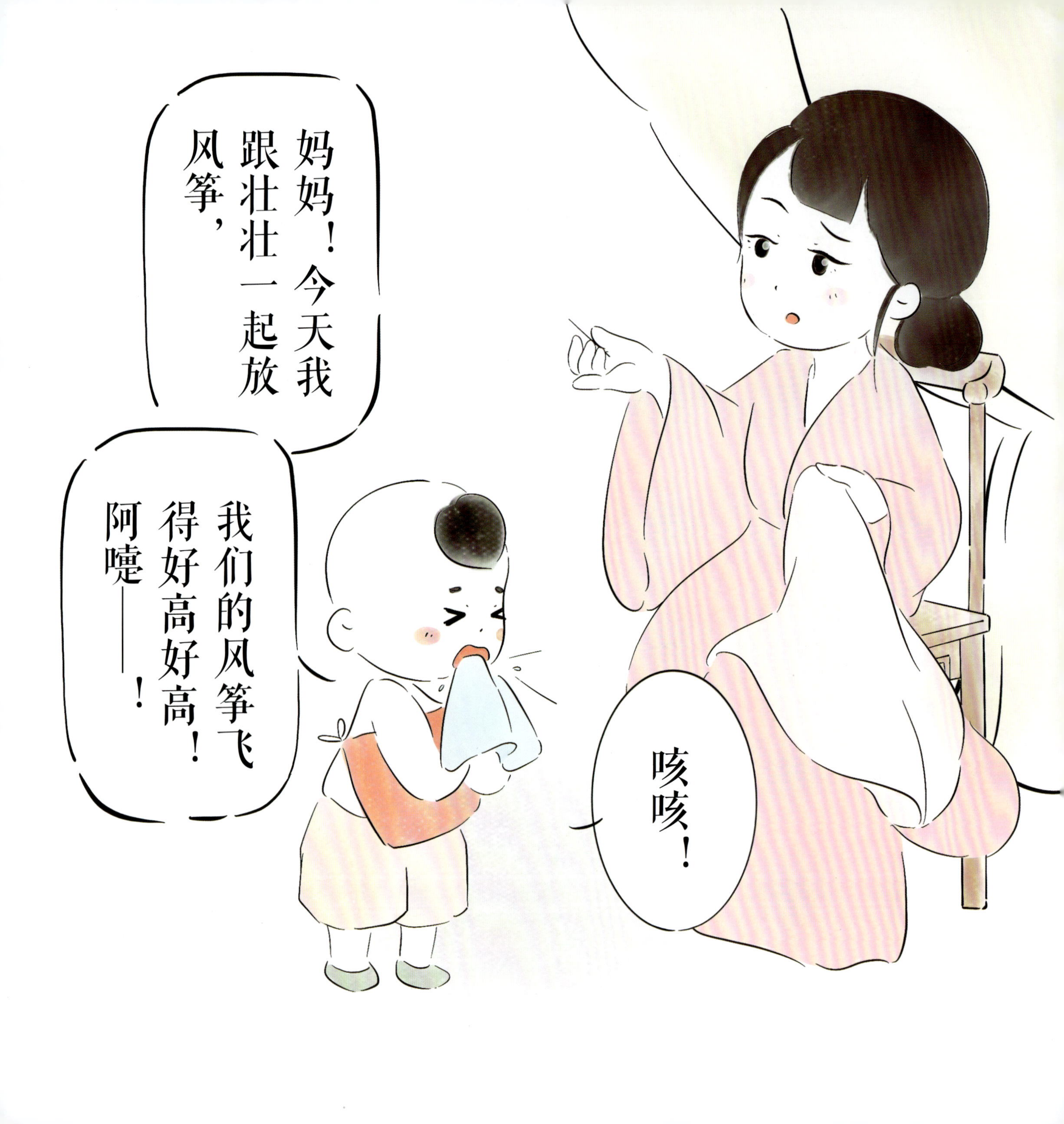
妈妈！今天我跟壮壮一起放风筝，
我们的风筝飞得好高好高！阿嚏——！
咳咳！

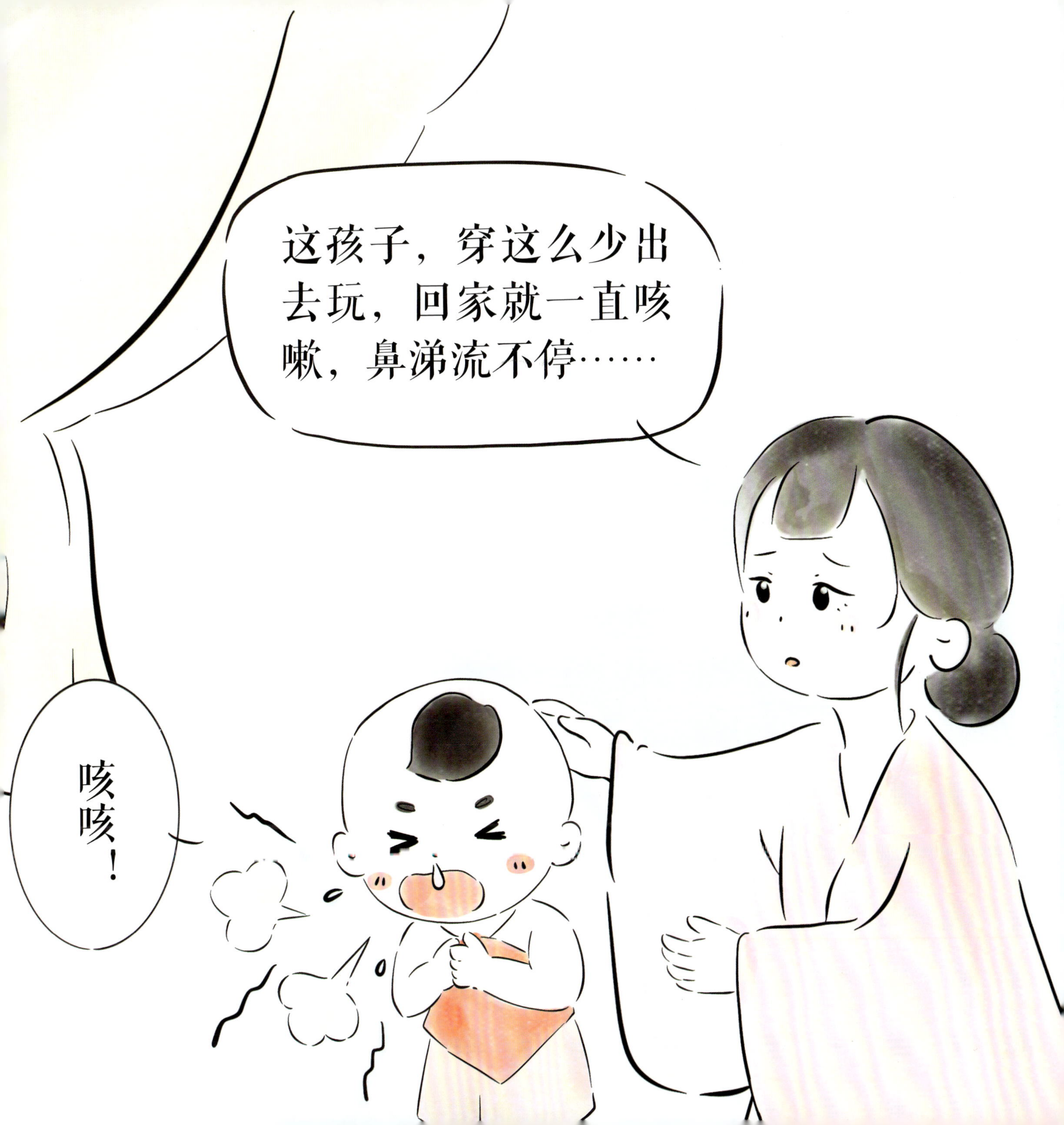
这孩子，穿这么少出去玩，回家就一直咳嗽，鼻涕流不停……
咳咳！

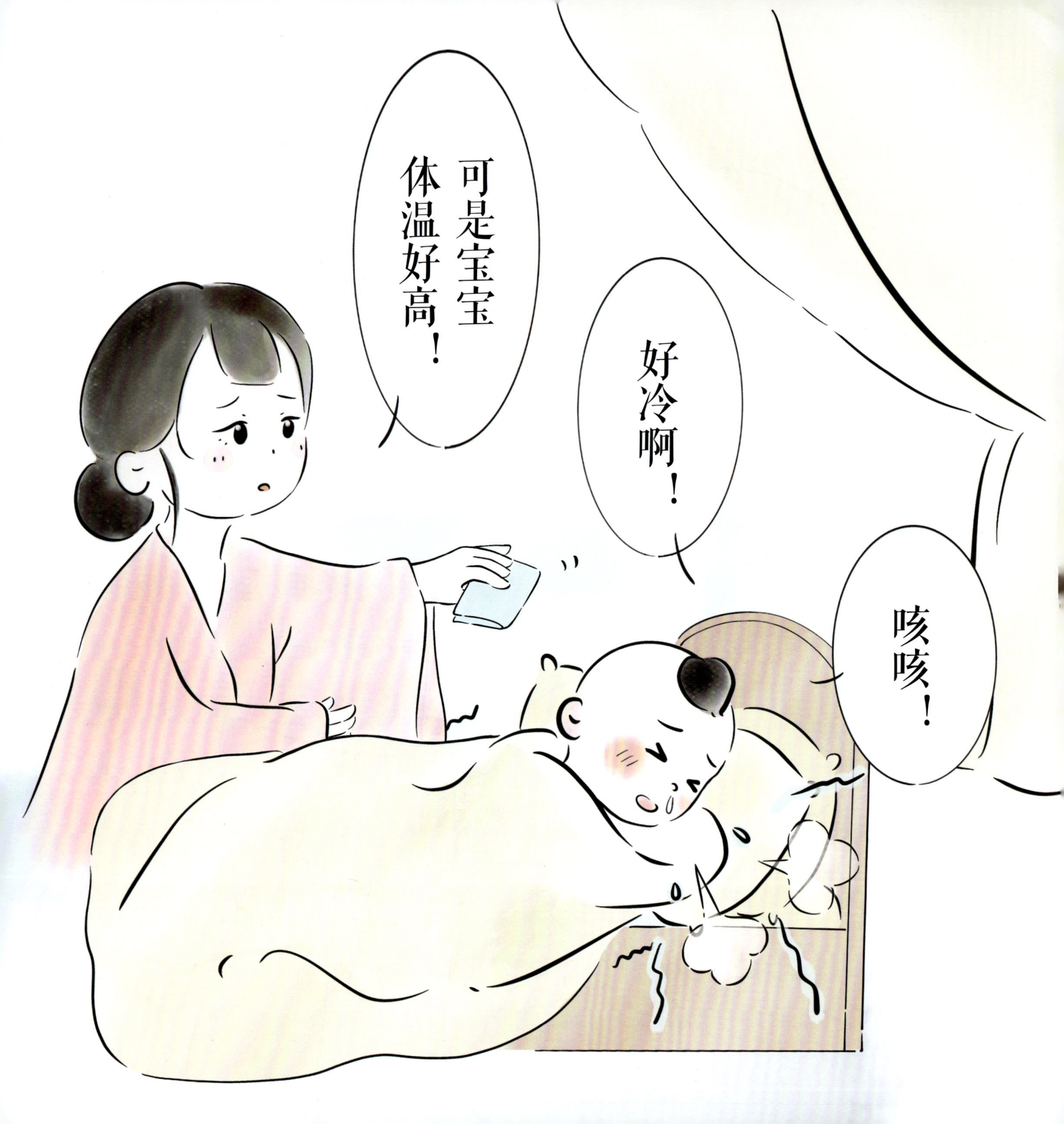
可是宝宝体温好高！
好冷啊！
咳咳！

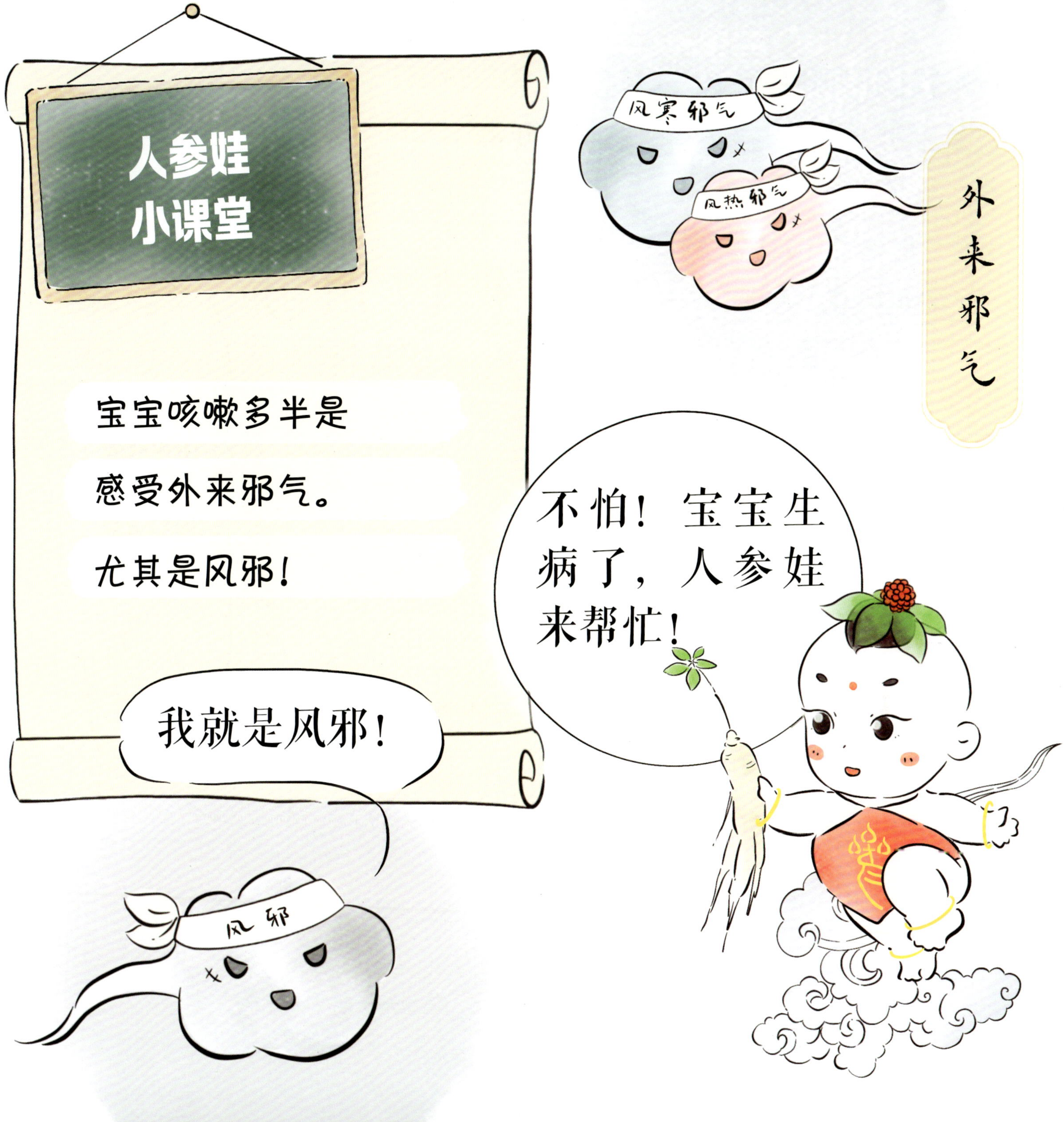
人参娃小课堂
宝宝咳嗽多半是
感受外来邪气。
尤其是风邪！
风寒邪气
风热邪气
外来邪气
不怕！宝宝生病了，人参娃来帮忙！
我就是风邪！
风邪

外界的“邪气敌人”入侵，
宝宝体内的正气大军就前来迎战

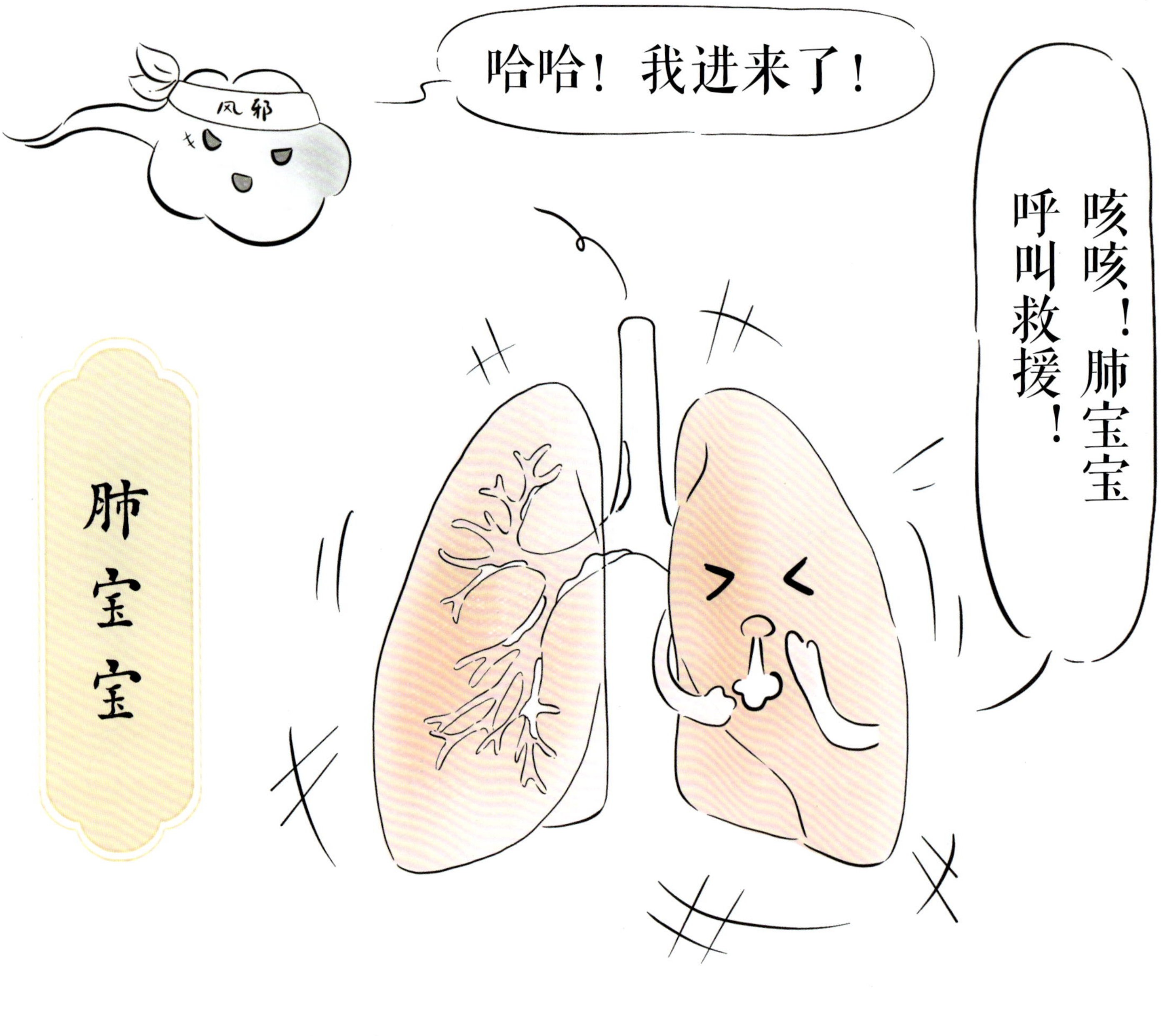

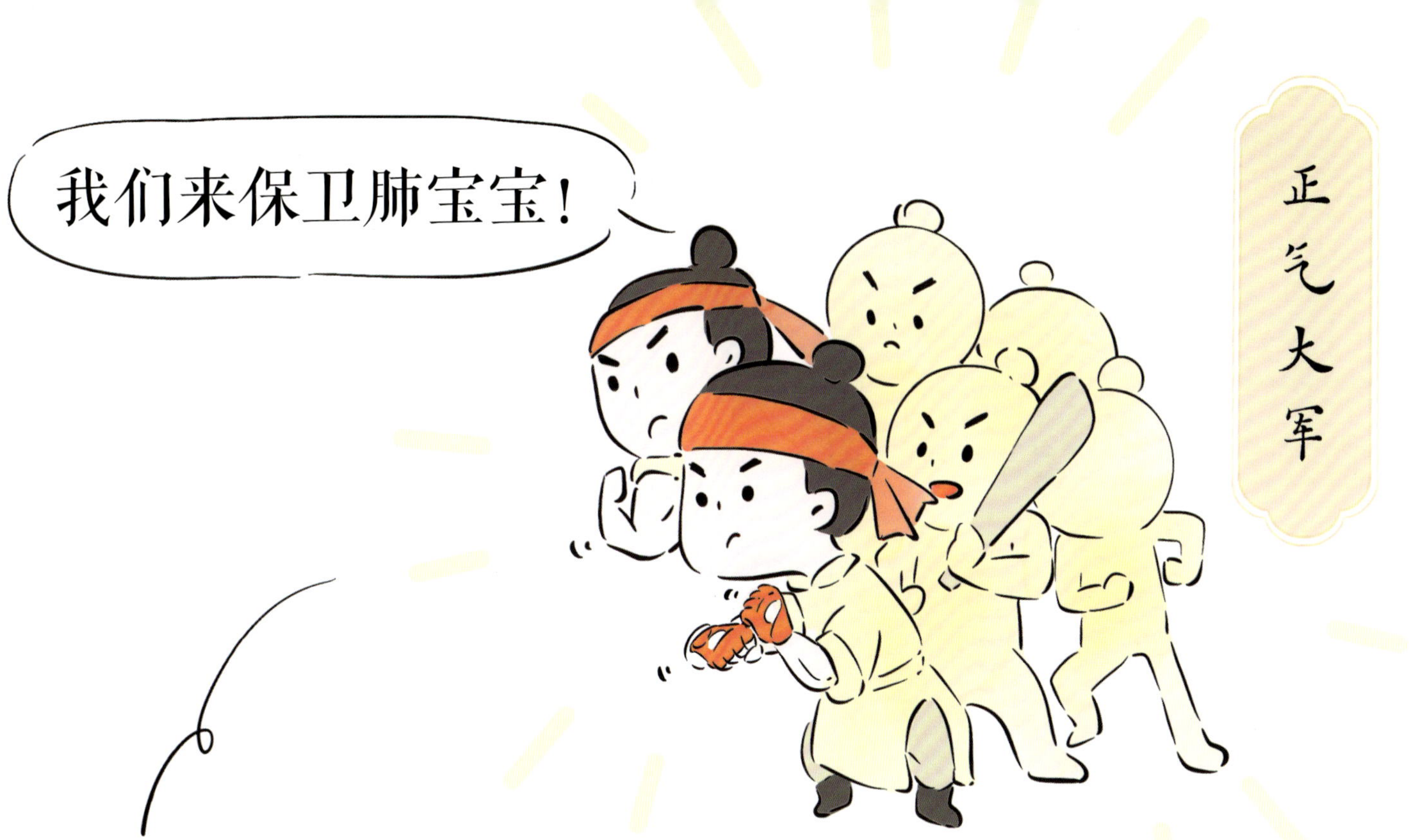

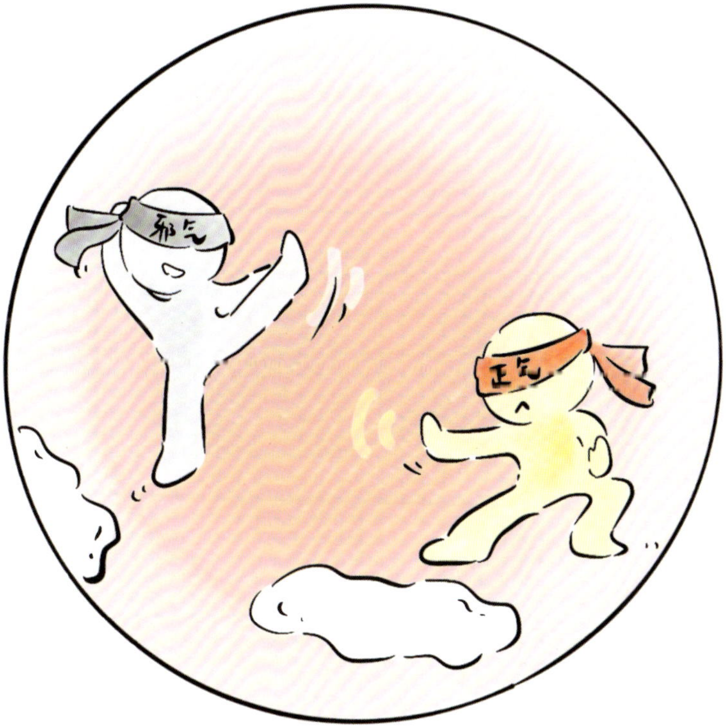

正气和邪气激烈交战，
痰就是它们交战产生的
病邪垃圾

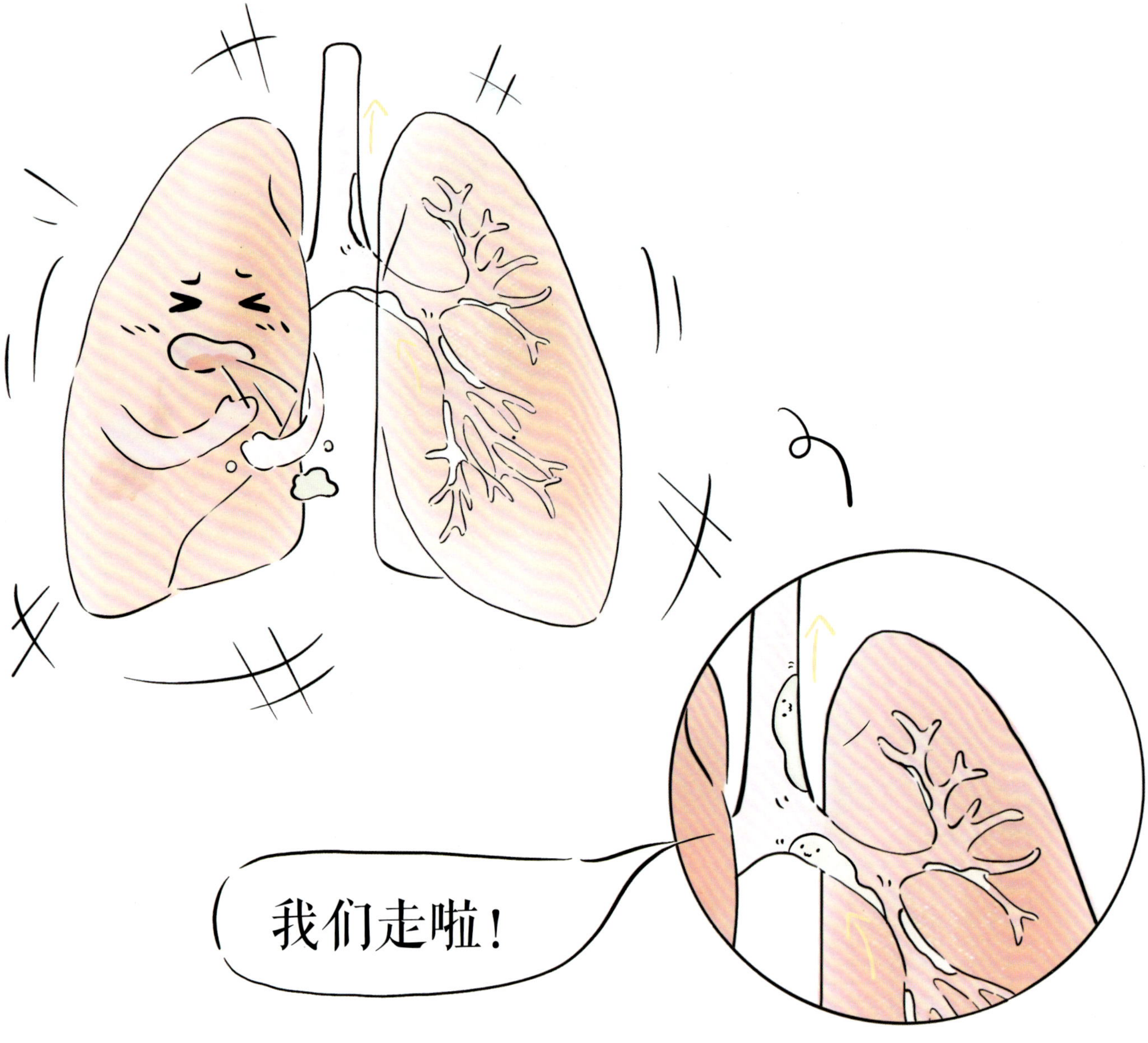

这时候宝宝就会咳嗽，
把痰清理出去，保证肺环境干净舒服

气候温暖的季节
宝宝容易感受风
热邪气，
这时引起的咳嗽
就是风热咳嗽

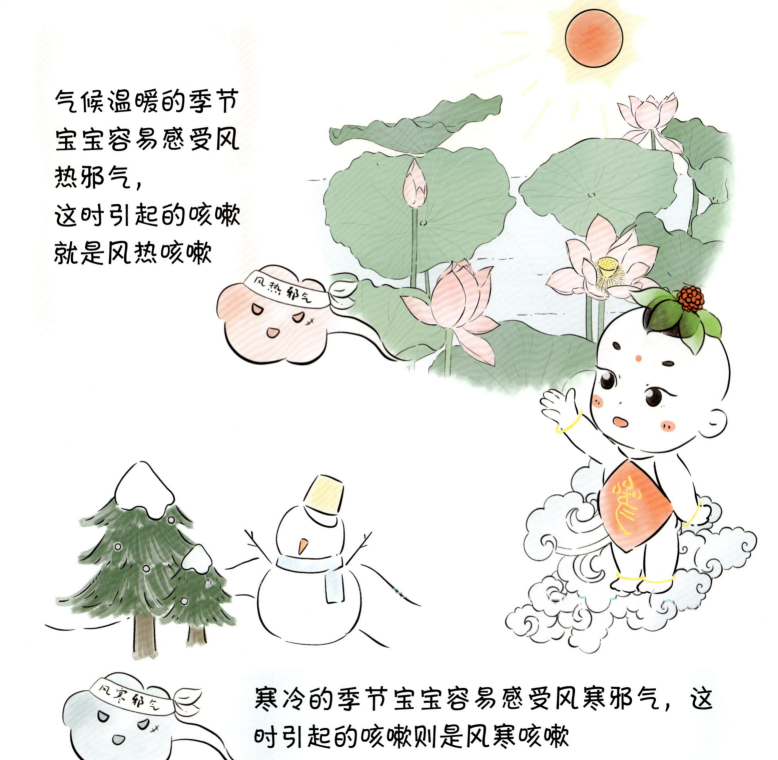

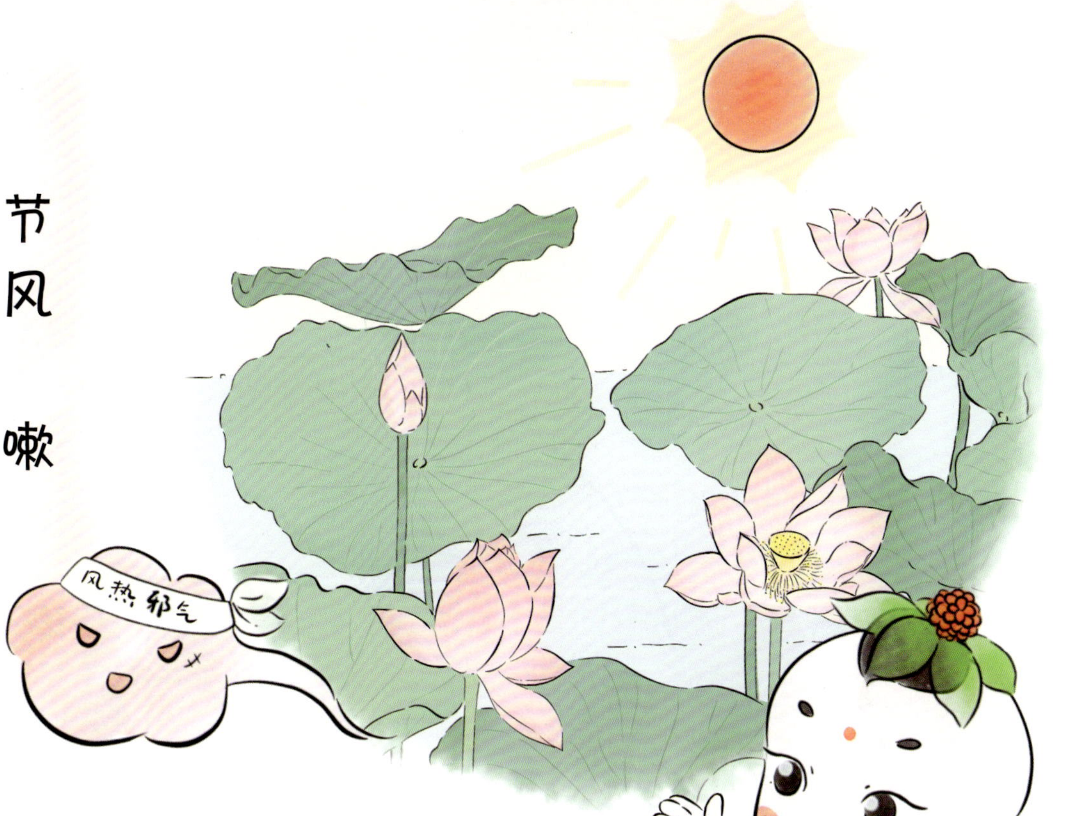

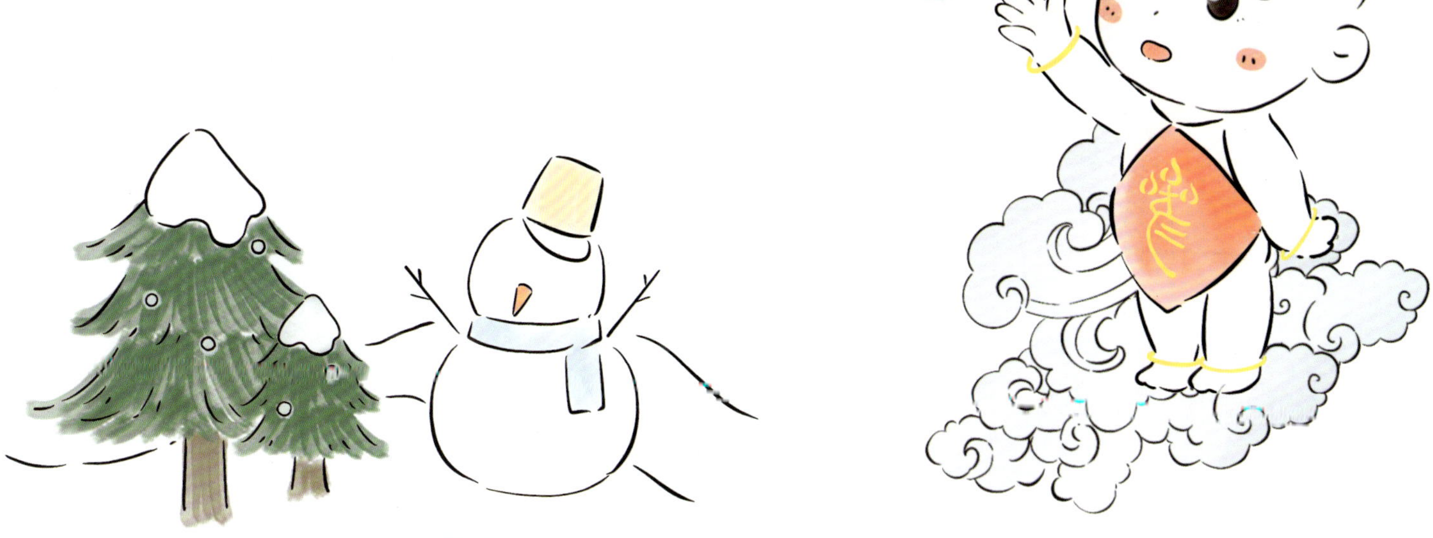

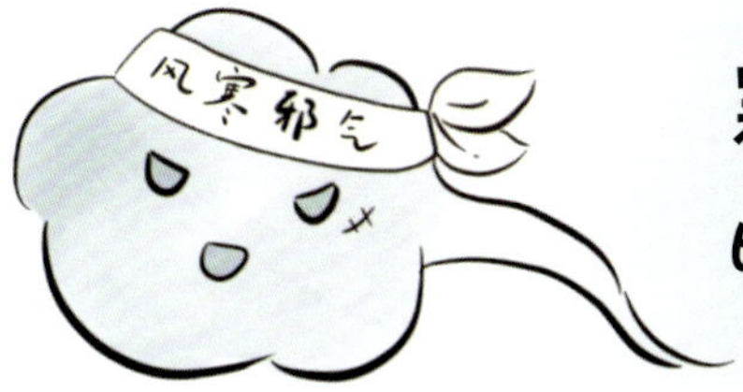

寒冷的季节宝宝容易感受风寒邪气，这
时引起的咳嗽则是风寒咳嗽

这些都是宝宝得了风寒咳嗽的表现哦！

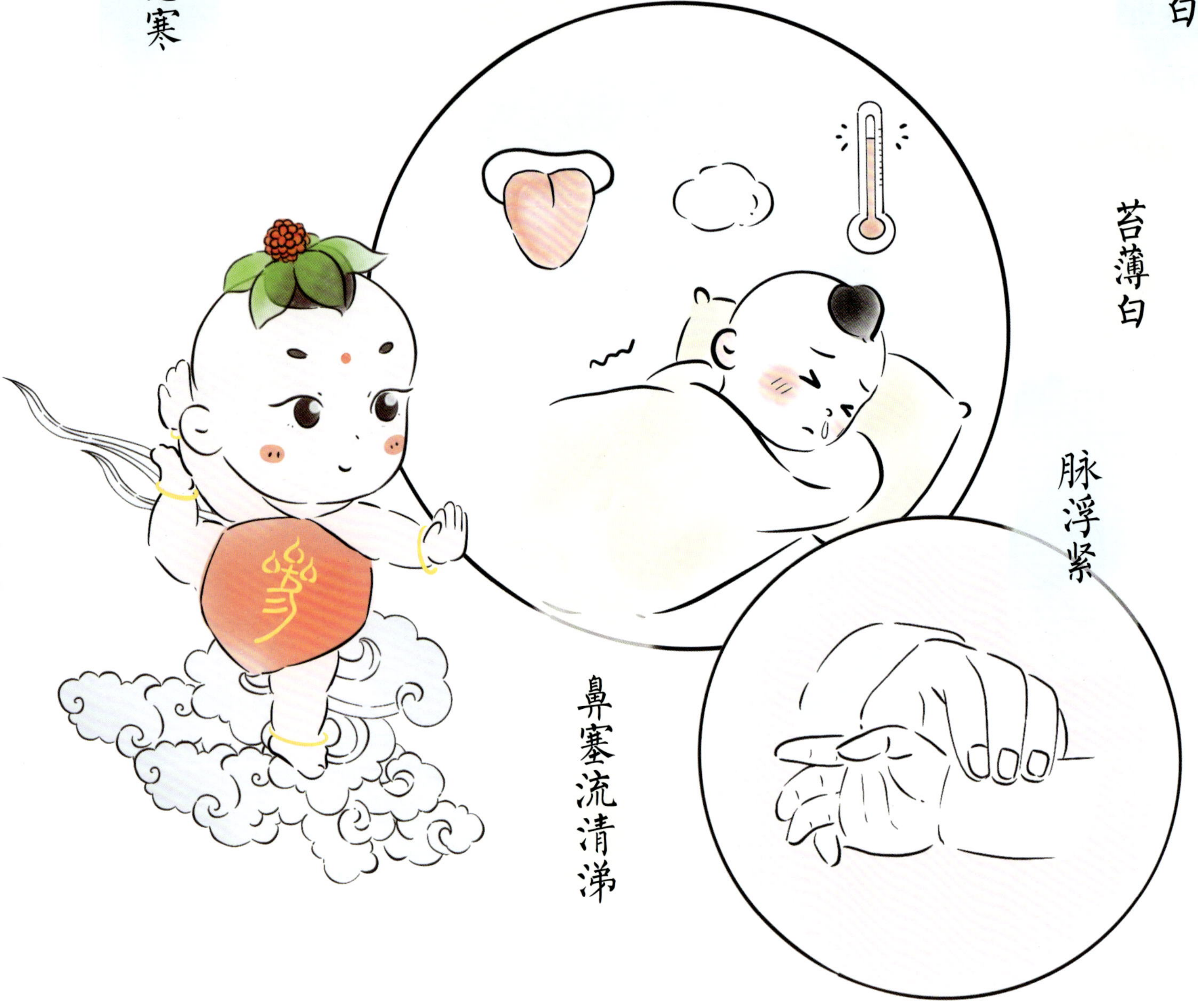

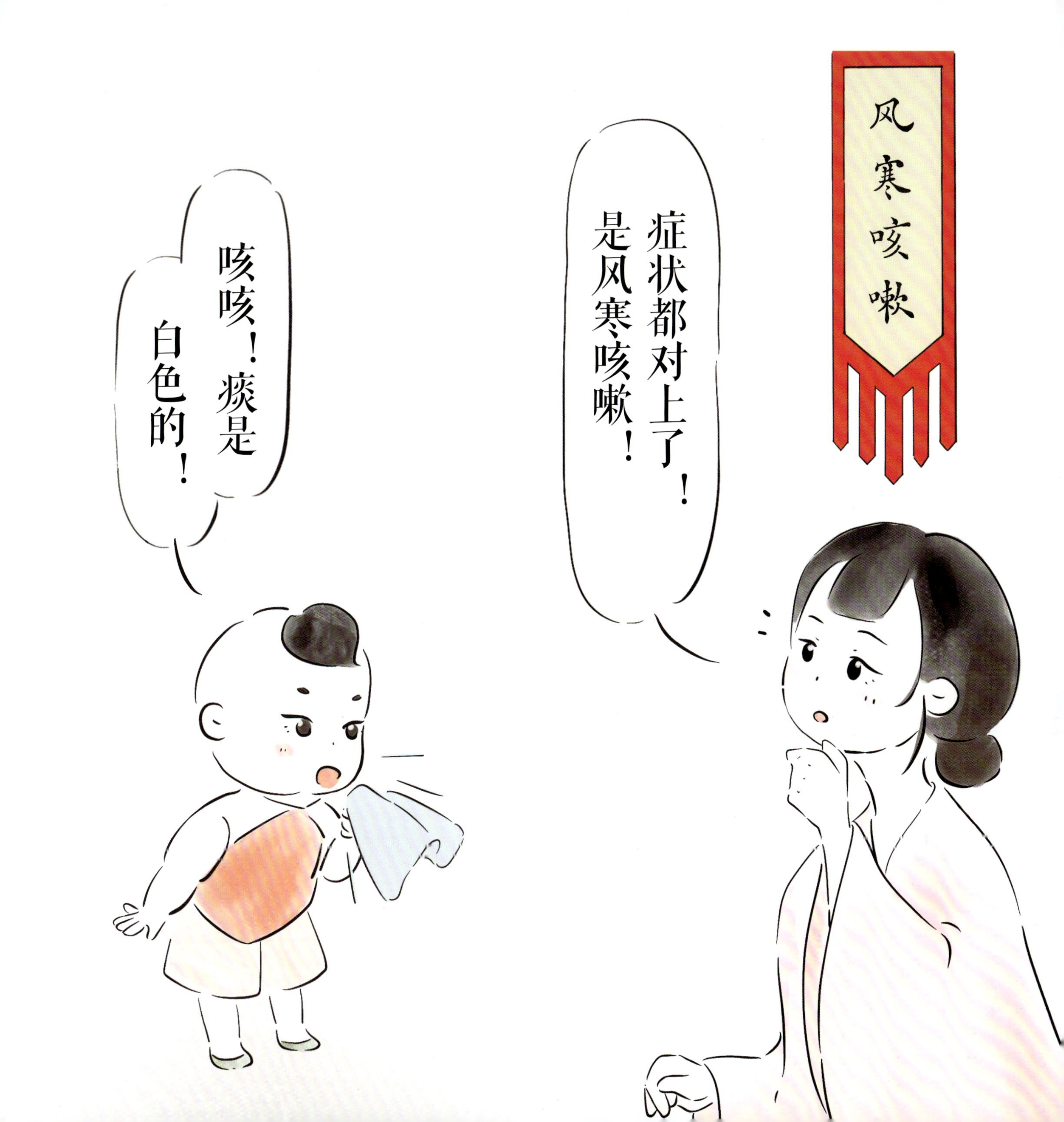
风寒咳嗽
咳咳！痰是白色的！
症状都对上了！是风寒咳嗽！

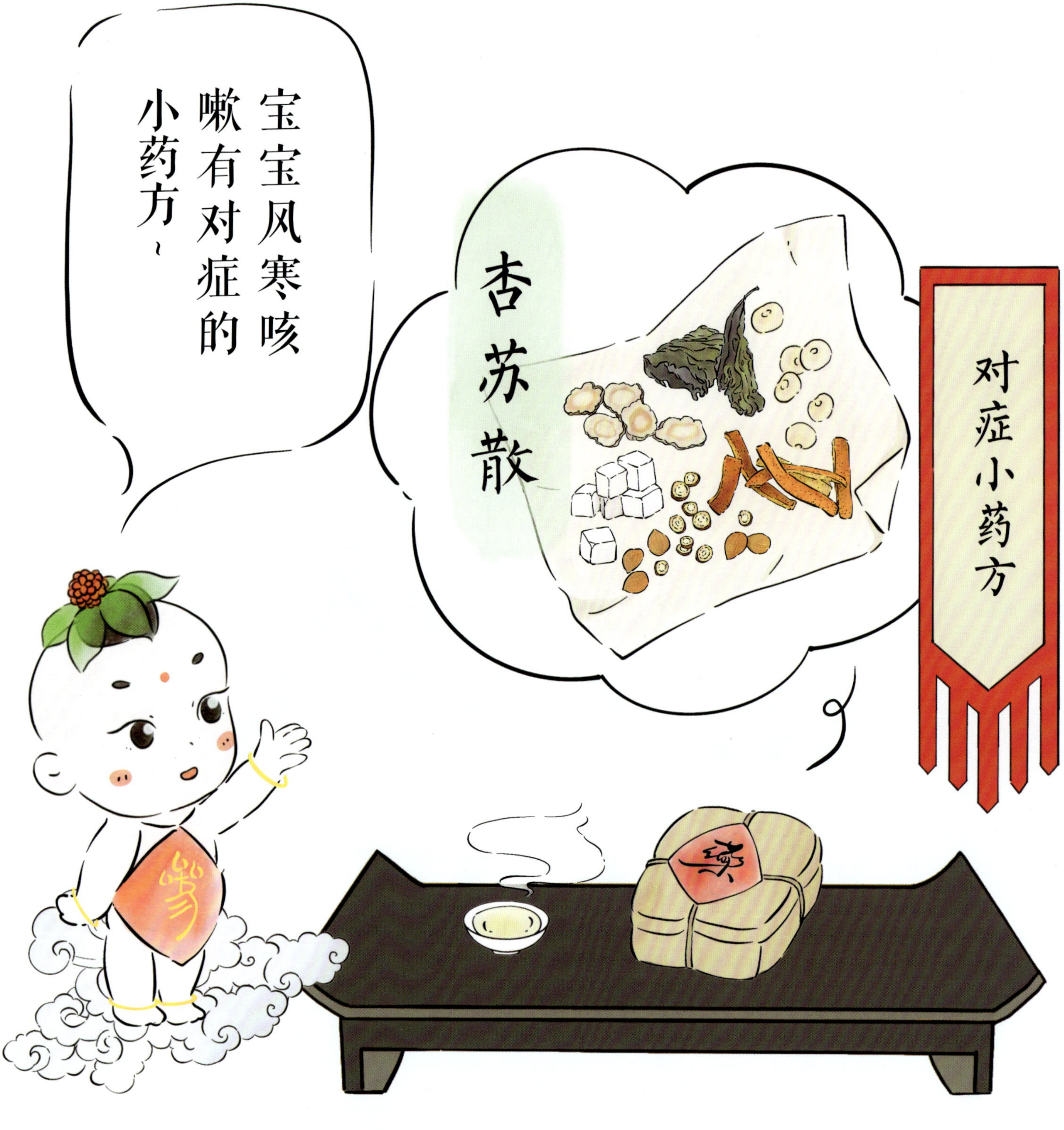
宝宝风寒咳嗽有对症的小药方~
杏苏散
对症小药方

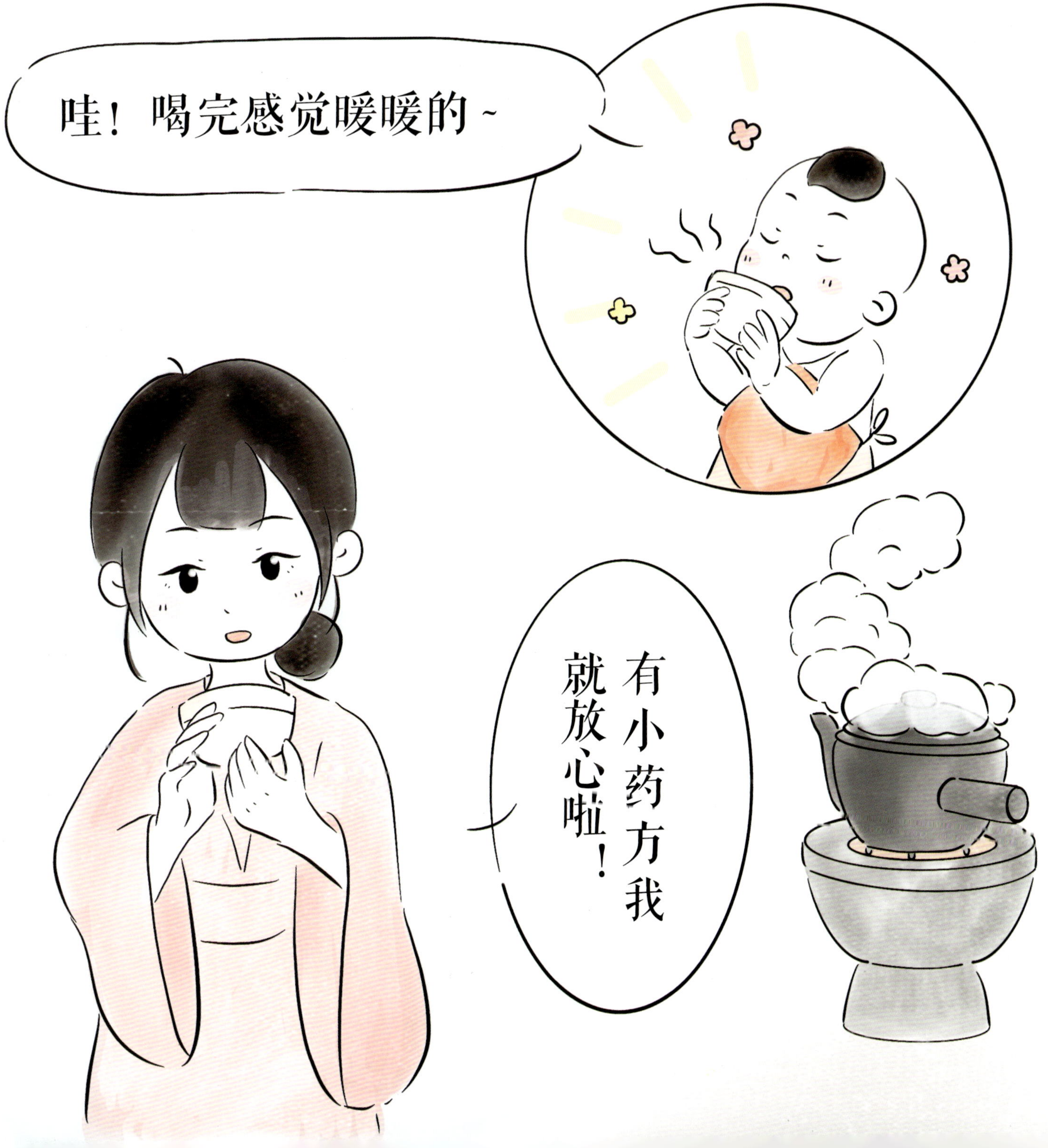
哇！喝完感觉暖暖的~
有小药方我
就放心啦！

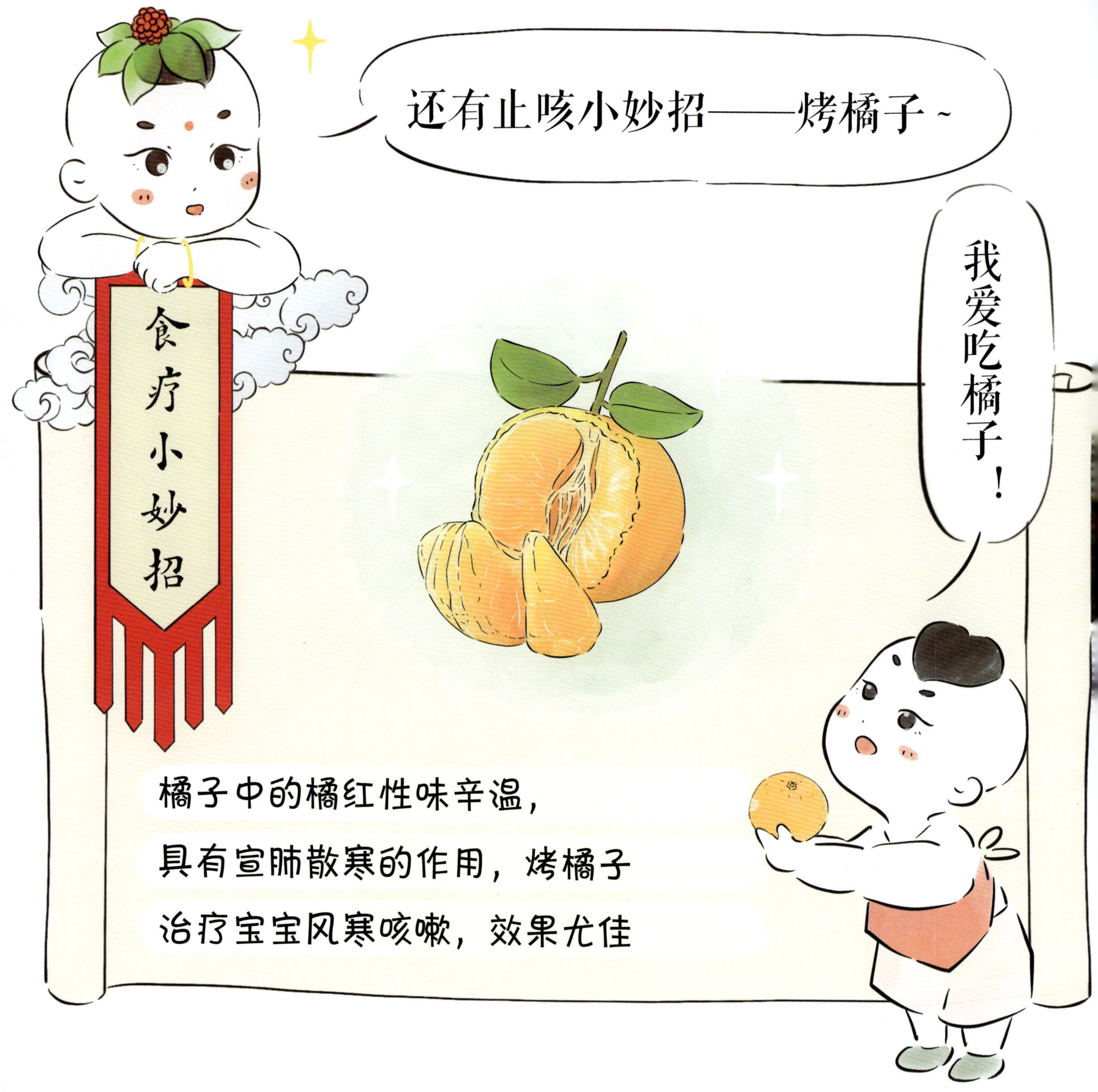
食疗小妙招
还有止咳小妙招——烤橘子~
我爱吃橘子！
橘子中的橘红性味辛温，
具有宣肺散寒的作用，烤橘子
治疗宝宝风寒咳嗽，效果尤佳

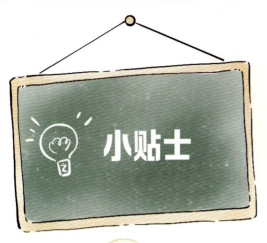

小贴士

· 取一个橘子带皮洗净
· 可以用筷子穿起来，方便拿起
· 用炉灶烤至橘皮微微变黑

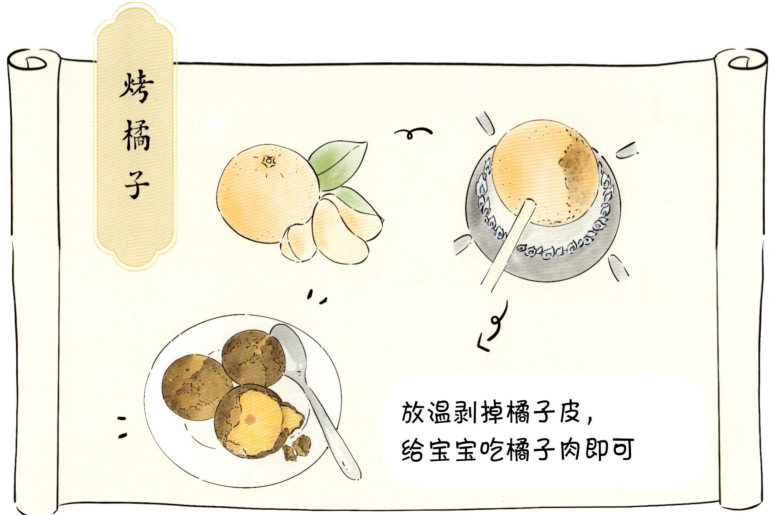

烤橘子

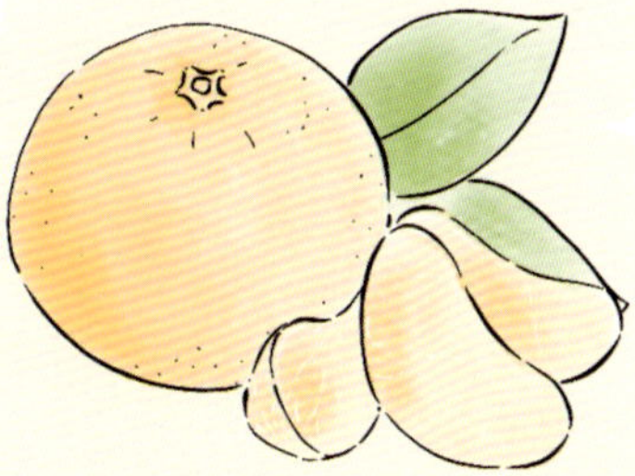

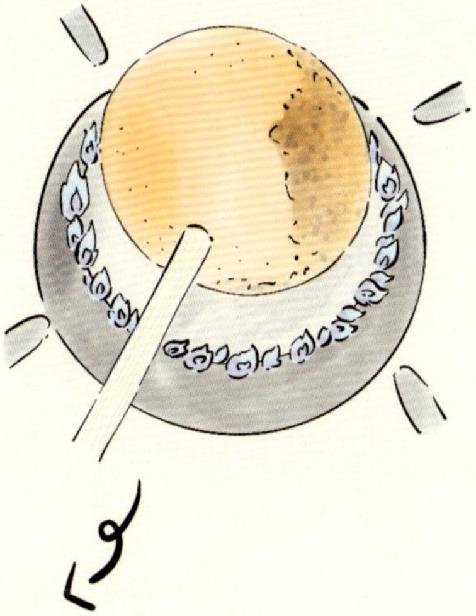

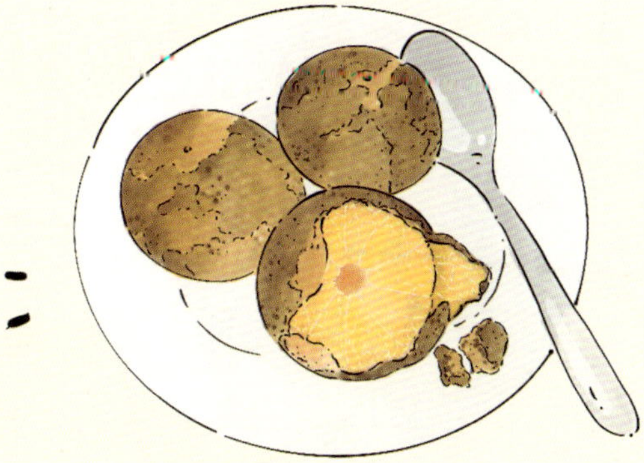

放温剥掉橘子皮，
给宝宝吃橘子肉即可

小儿推拿手法

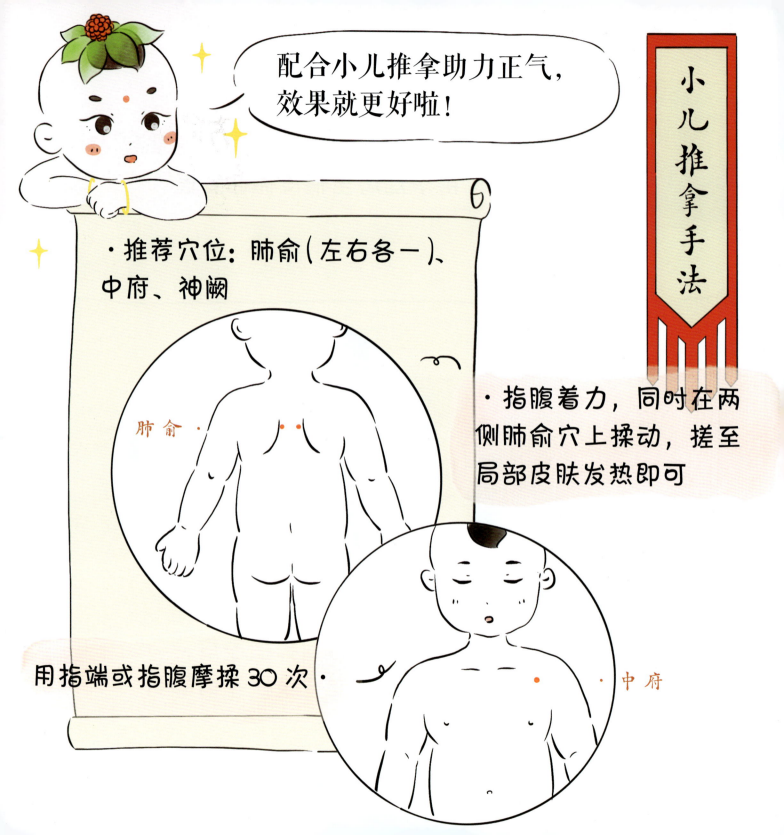

· 推荐穴位：肺俞（左右各一）、中府、神阙

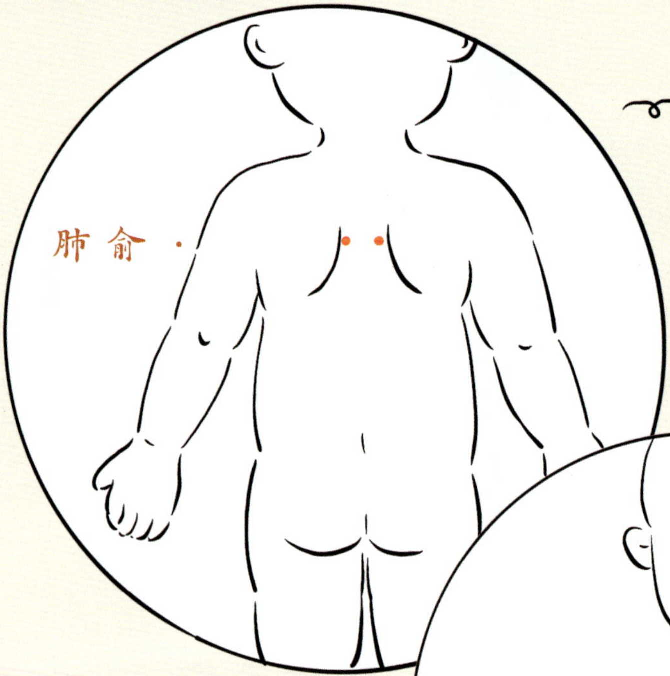

· 指腹着力，同时在两侧肺俞穴上揉动，搓至局部皮肤发热即可

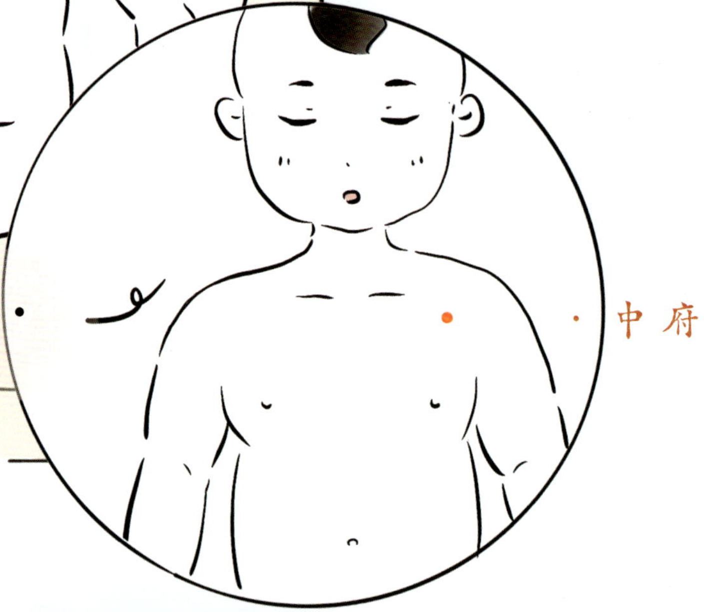

用指端或指腹摩揉 30 次 ·

神阙
（肚脐）
按一按宝宝就精神多啦！
·用指端或掌根顺时针摩揉至局部皮肤发热即可
肚子暖暖的！

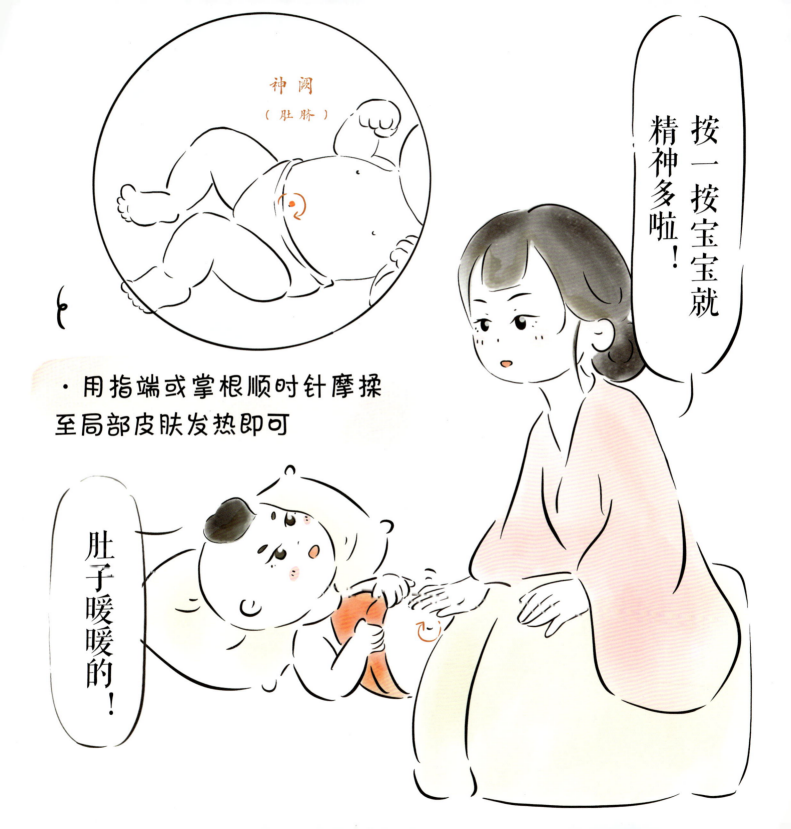

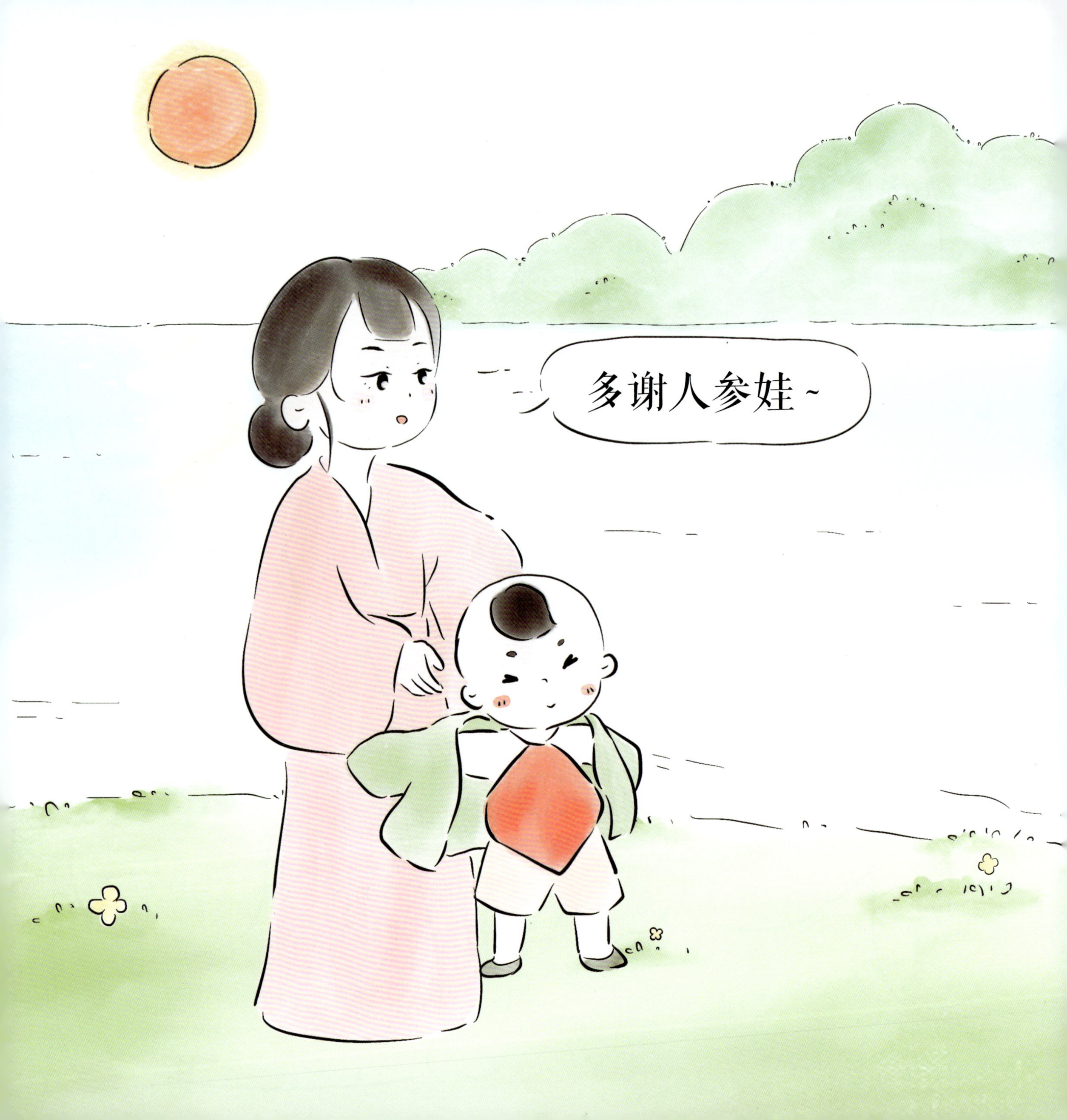
多谢人参娃~

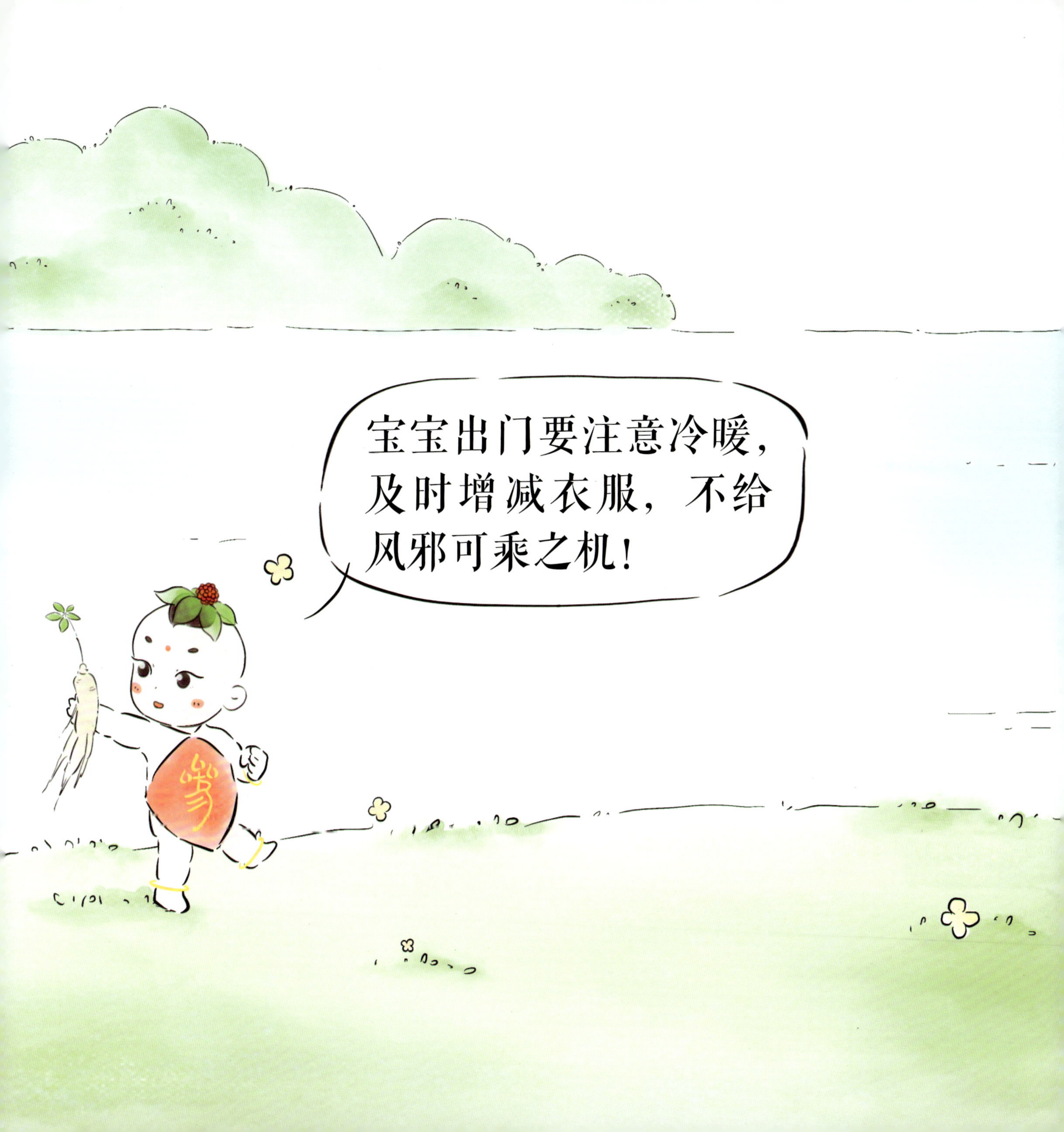
宝宝出门要注意冷暖，及时增减衣服，不给风邪可乘之机！

我要当个小医生1

感冒发烧我不怕②

主　编：刘　华　白秀娟　谭　波
编　委：尹凤娟　林晓燕　周玫君
刘帼豪
绘　图：刘帼豪

中国健康传媒集团
中国医药科技出版社

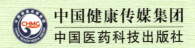

图书在版编目（CIP）数据

我要当个小医生 . 1 / 刘华，白秀娟，谭波主编 . —北京：中国医药科技出版社，2024.7

ISBN 978-7-5214-4645-6

Ⅰ . ①我…　Ⅱ . ①刘…　②白…　③谭…　Ⅲ . ①小儿疾病—常见病—中医治疗法　Ⅳ . ① R272

中国国家版本馆 CIP 数据核字（2024）第 100824 号

美术编辑　陈君杞

版式设计　也　在

出版　**中国健康传媒集团** | 中国医药科技出版社

地址　北京市海淀区文慧园北路甲 22 号

邮编　100082

电话　发行：010-62227427　邮购：010-62236938

网址　www.cmstp.com

规格　710×1000mm $^{1}/_{12}$

印张　8

字数　21 千字

版次　2024 年 7 月第 1 版

印次　2024 年 7 月第 1 次印刷

印刷　河北环京美印刷有限公司

经销　全国各地新华书店

书号　ISBN 978-7-5214-4645-6

定价　48.00 元（全 4 册）

获取新书信息、投稿、为图书纠错，请扫码联系我们。

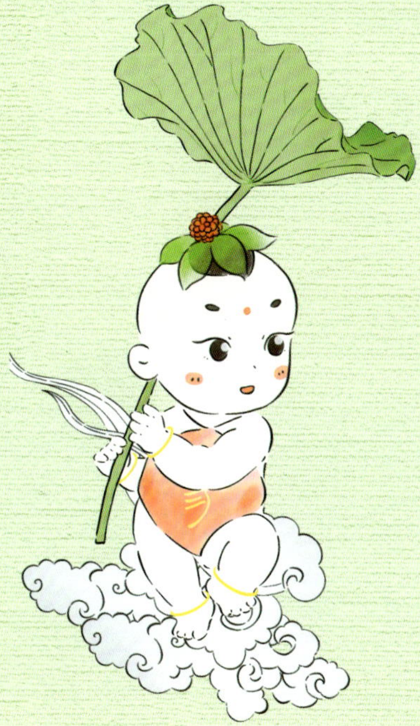

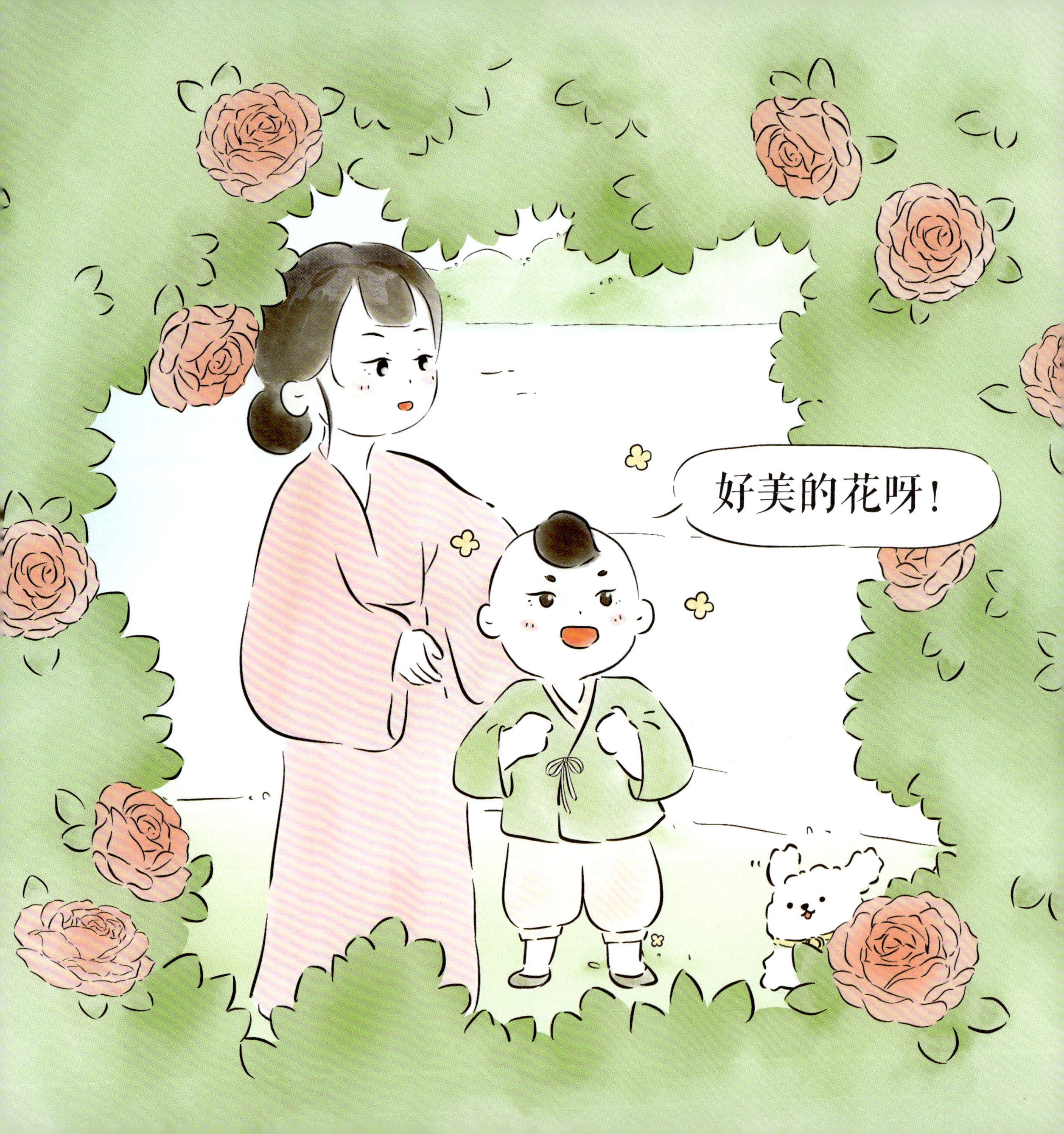
好美的花呀！

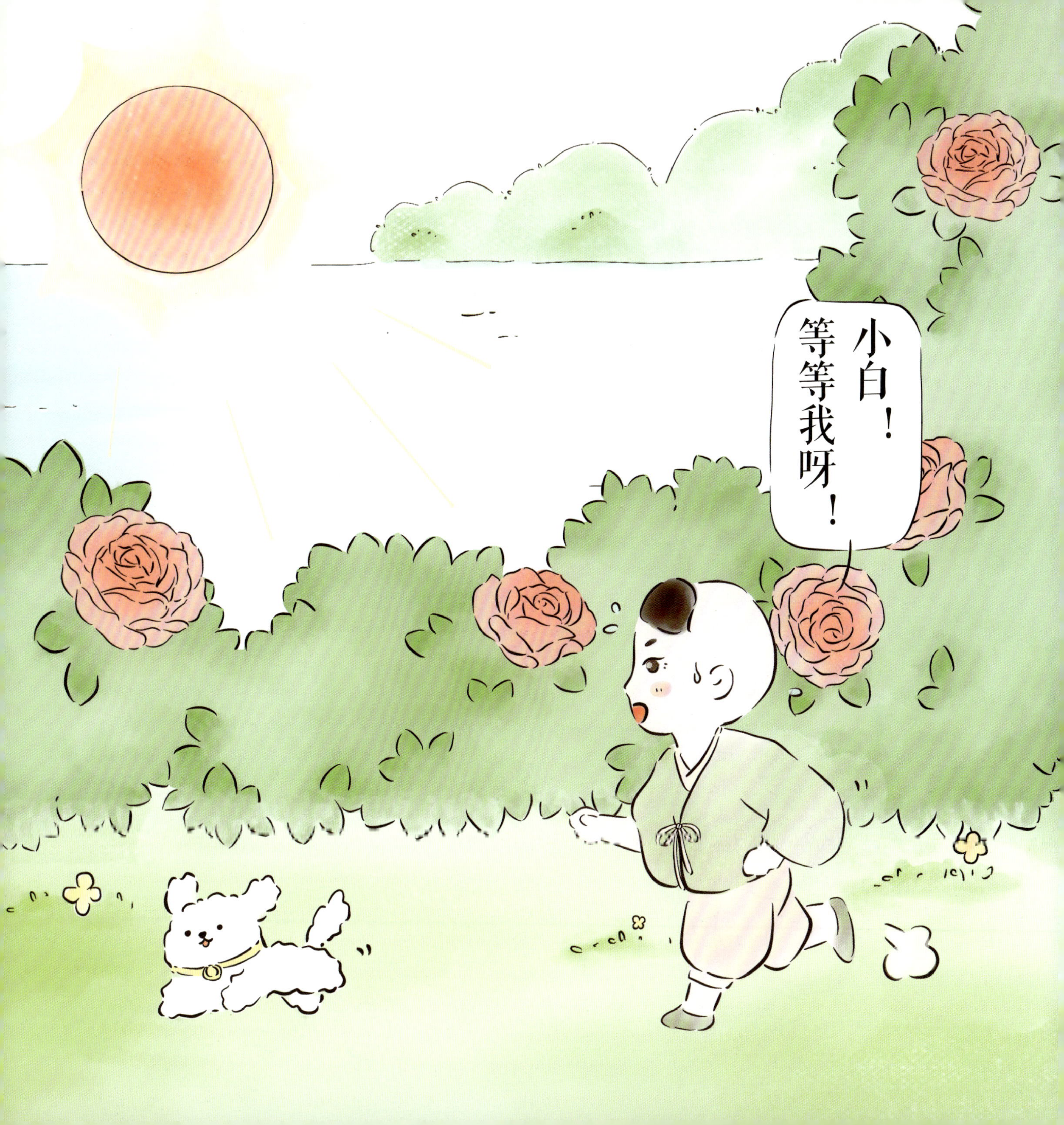
小白！
等等我呀！

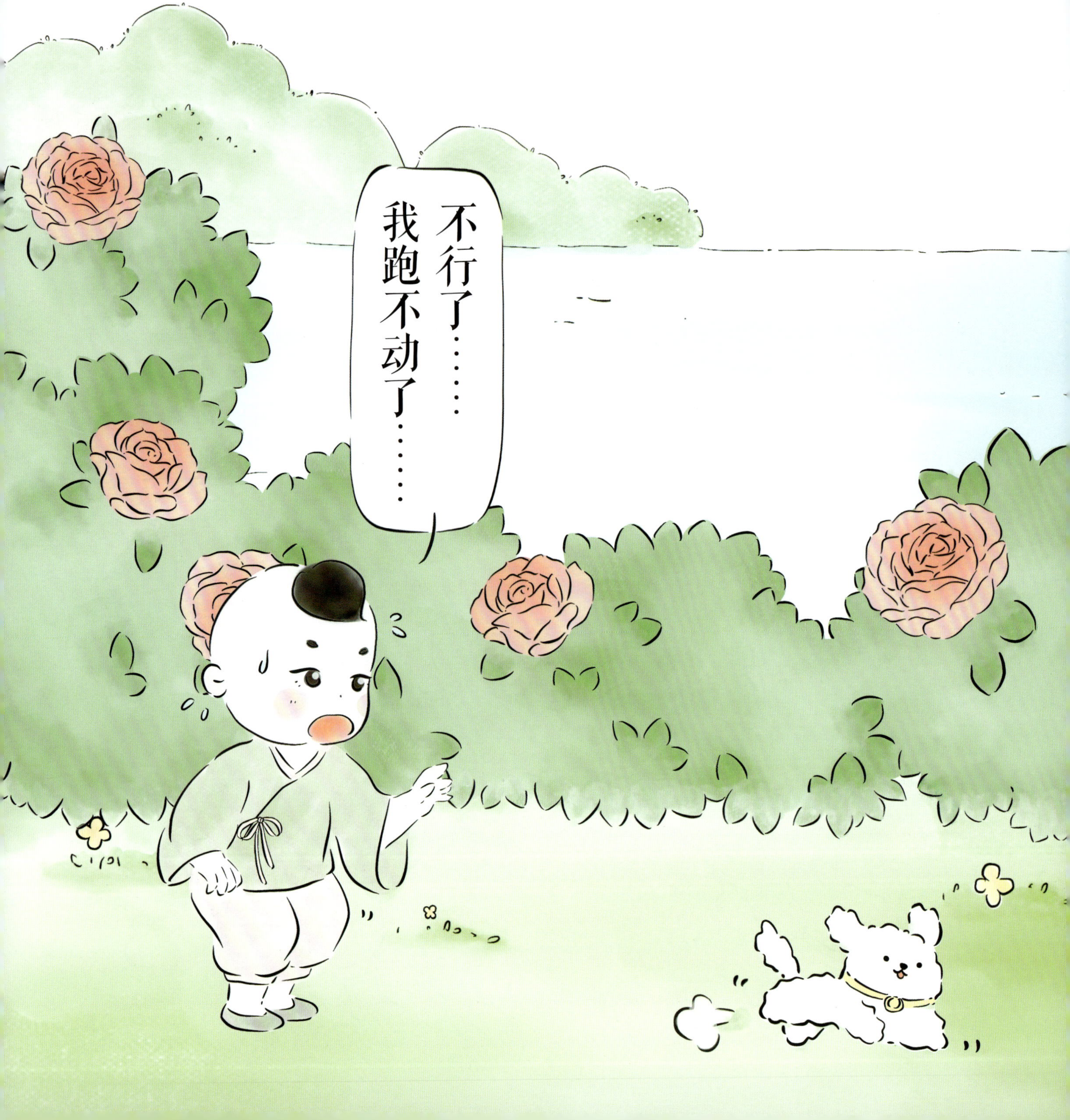
不行了……
我跑不动了……

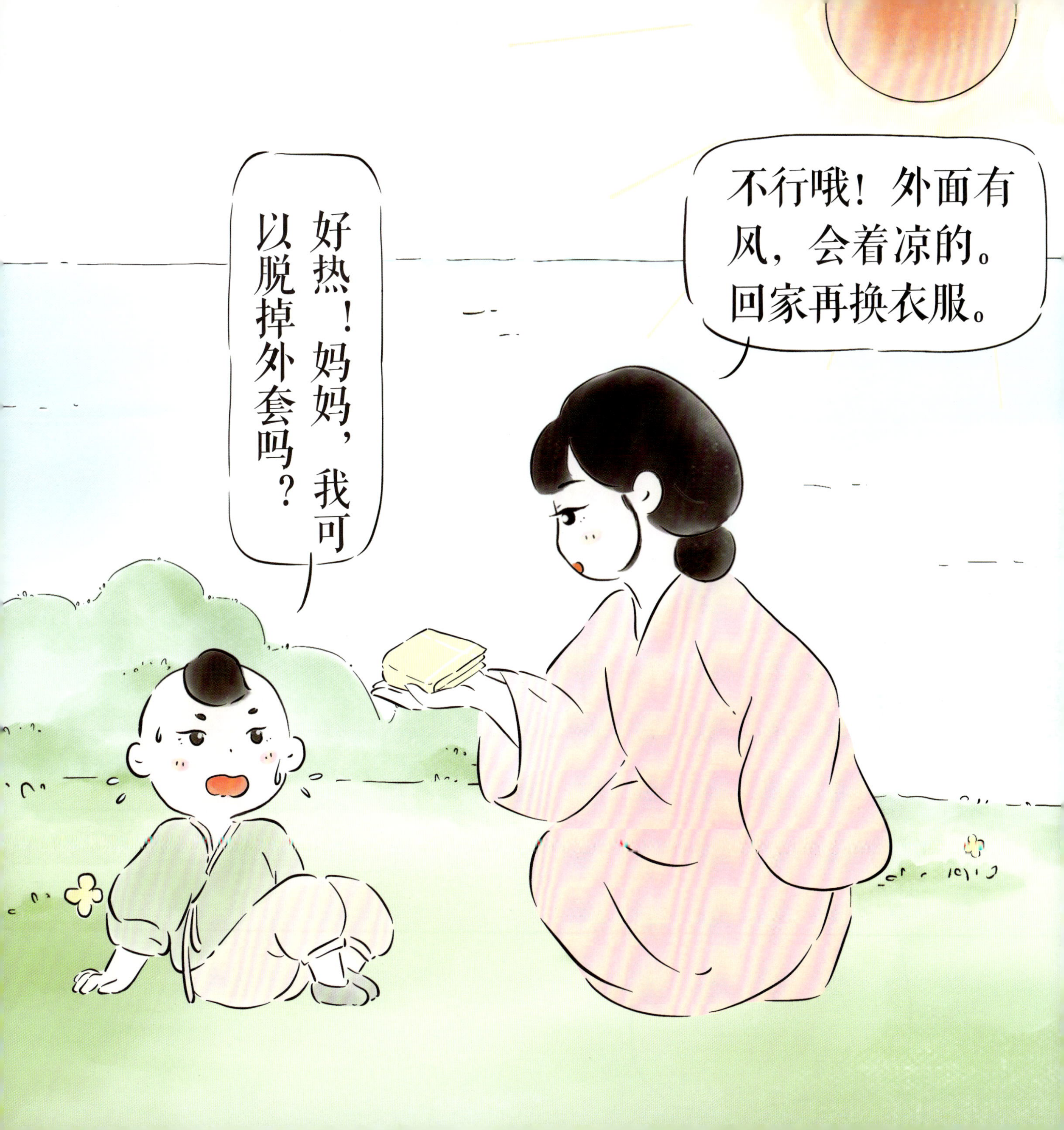
好热！妈妈，我可以脱掉外套吗？
不行哦！外面有风，会着凉的。回家再换衣服。

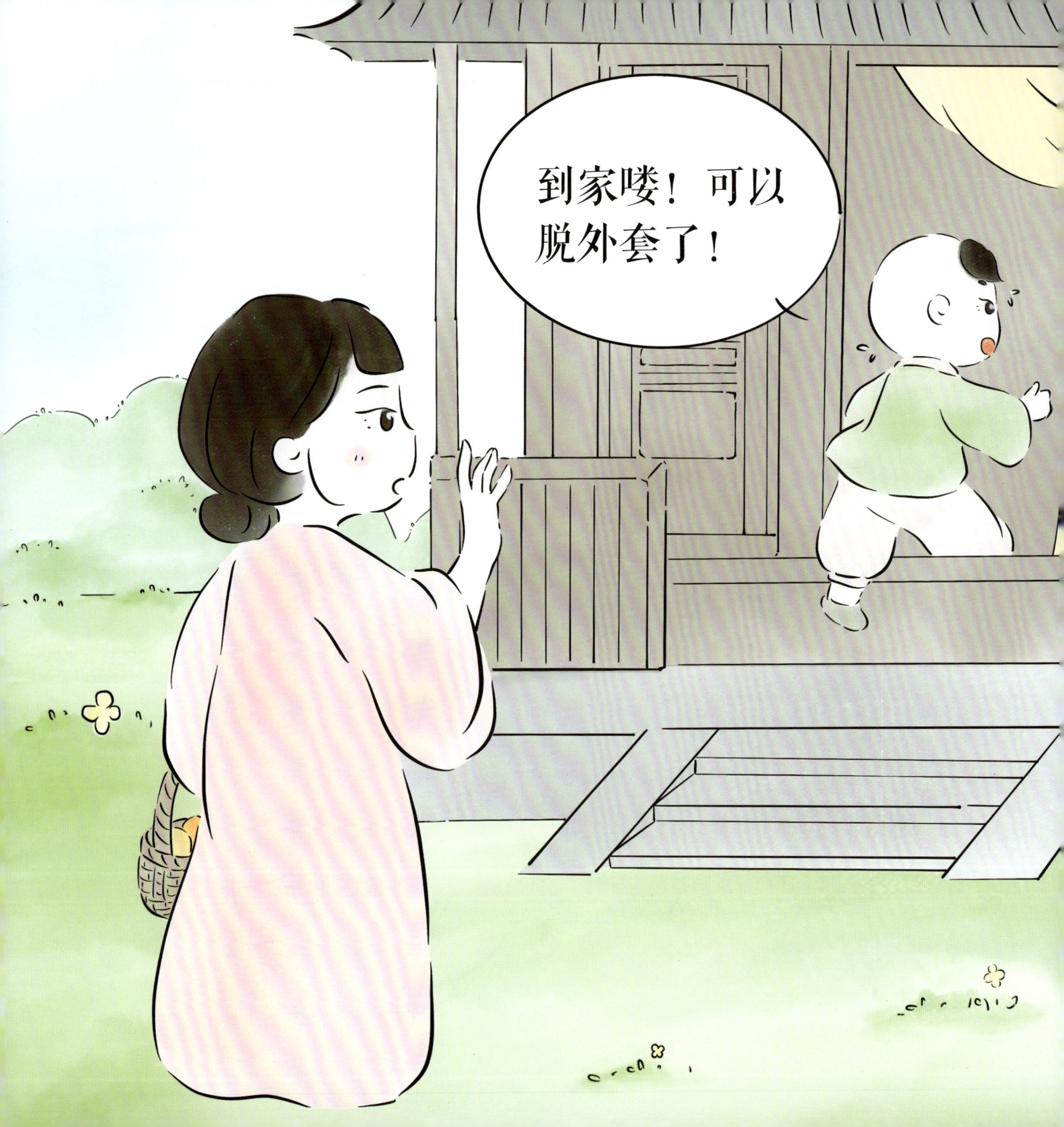
到家喽！可以脱外套了！

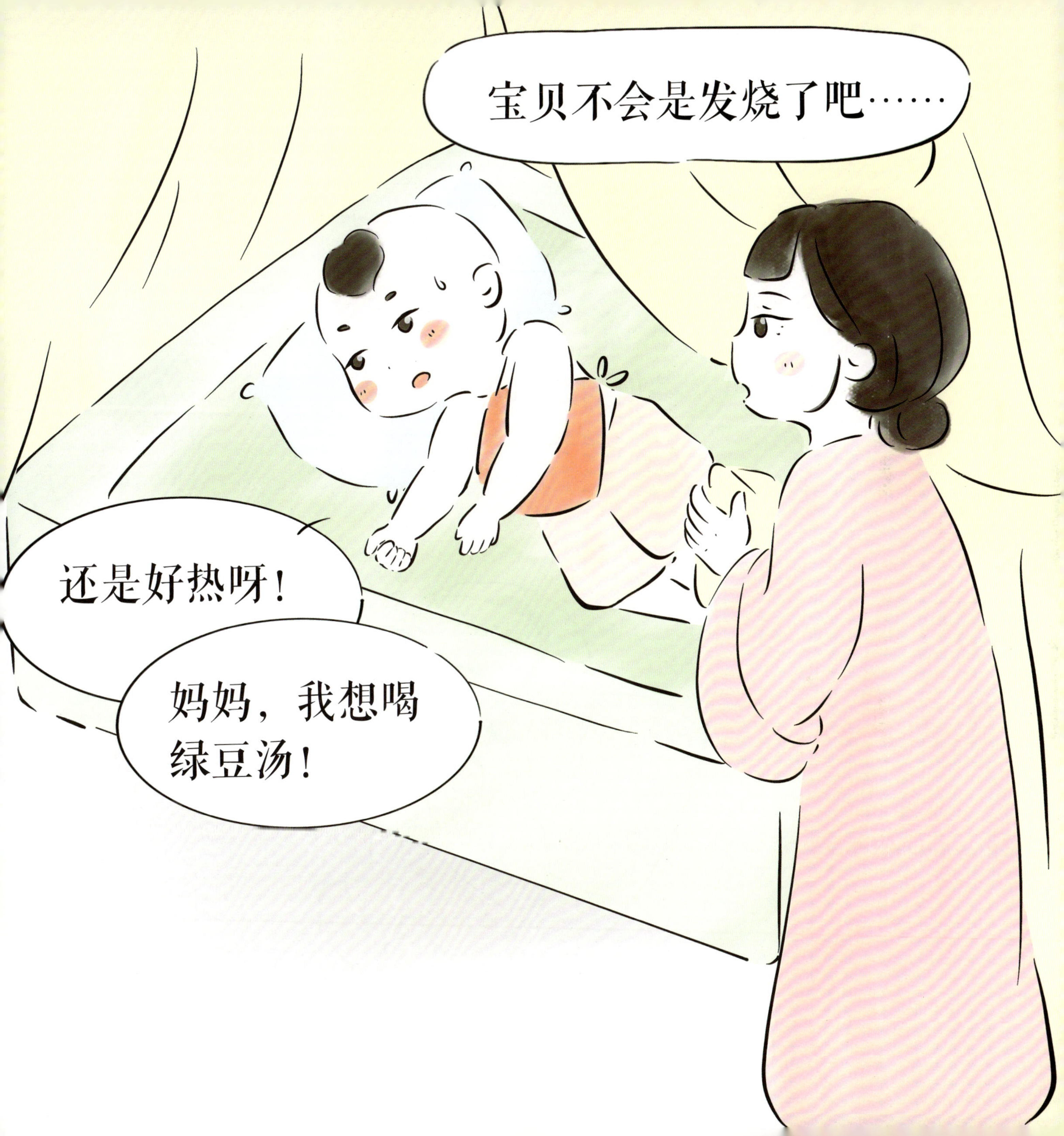
宝贝不会是发烧了吧……
还是好热呀！
妈妈，我想喝绿豆汤！

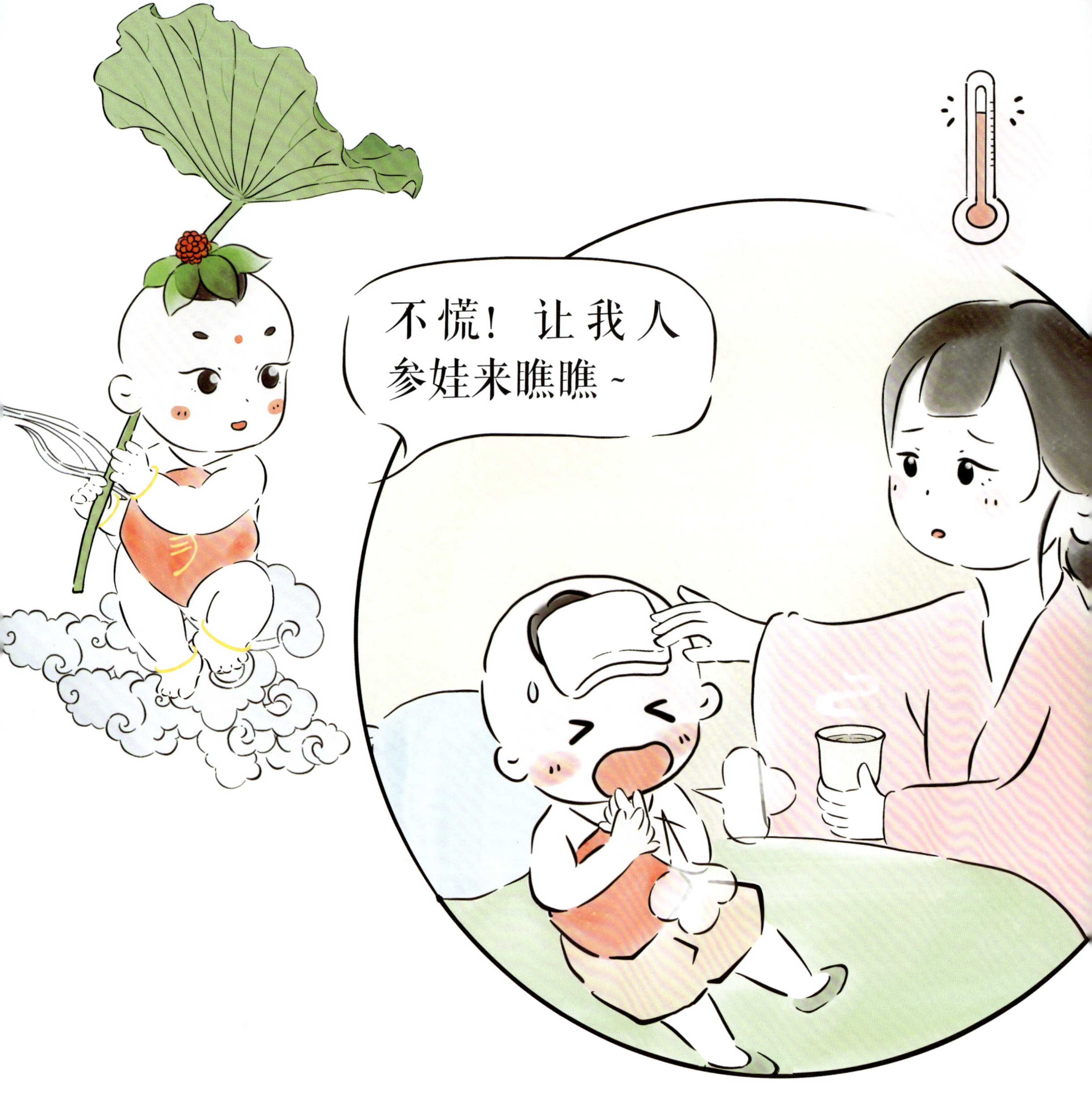
不慌！让我人参娃来瞧瞧~

风热感冒

这些症状都是宝宝
得了风热感冒的表现

发热汗出

鼻塞流浊涕

痰稠色黄

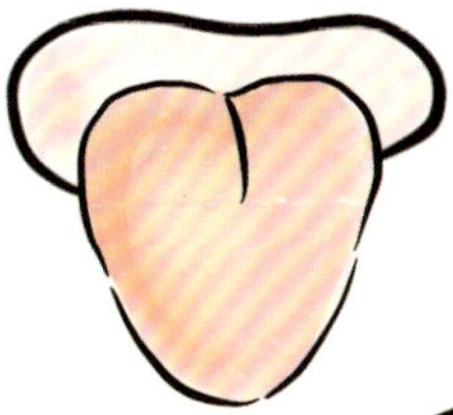

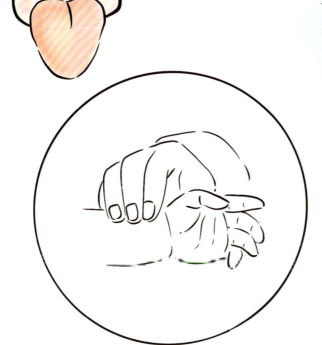

脉浮数

苔薄黄

人参娃小课堂

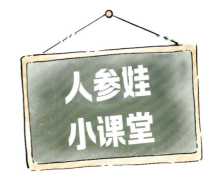

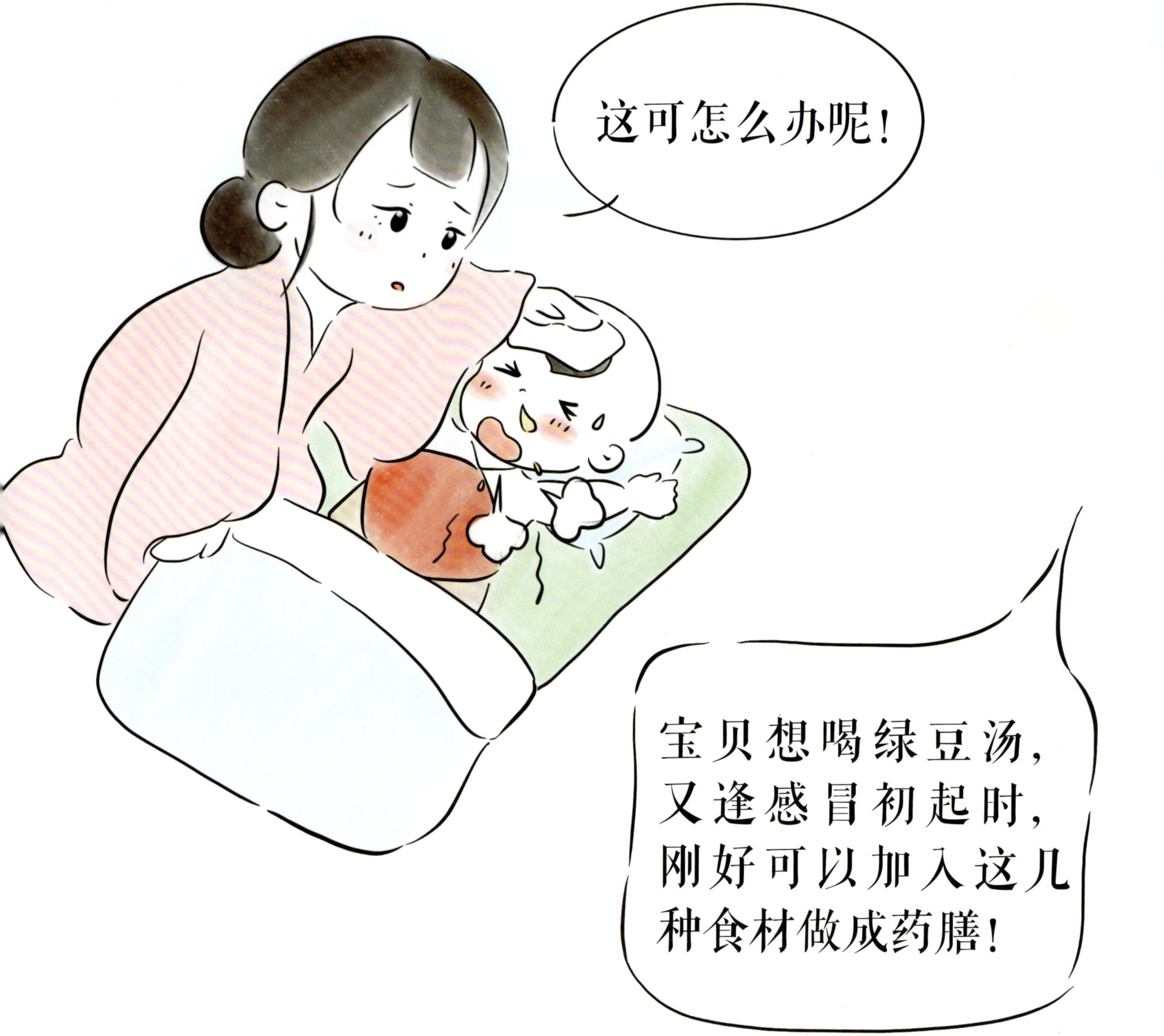
这可怎么办呢！
宝贝想喝绿豆汤，又逢感冒初起时，刚好可以加入这几种食材做成药膳！

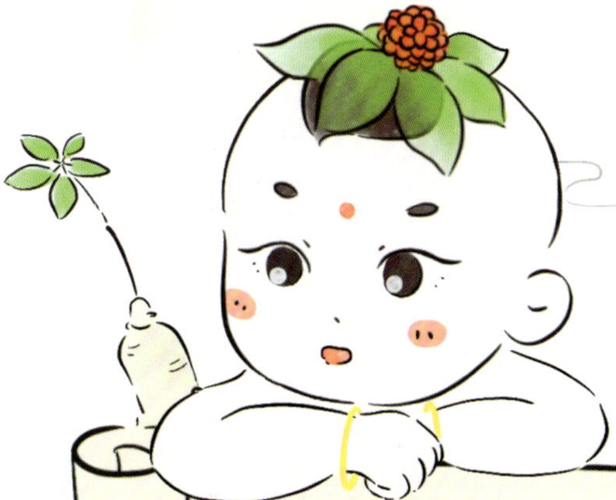

乌梅三豆饮

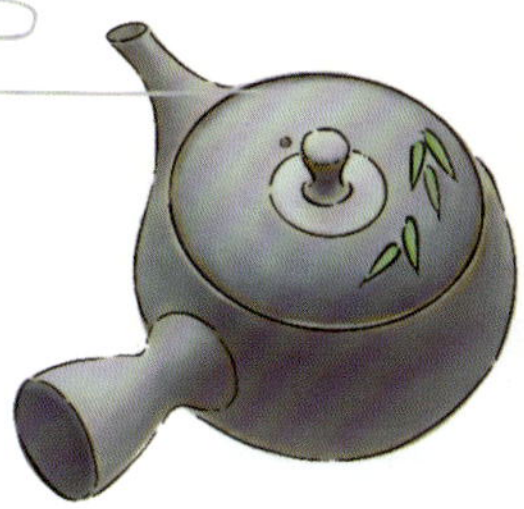

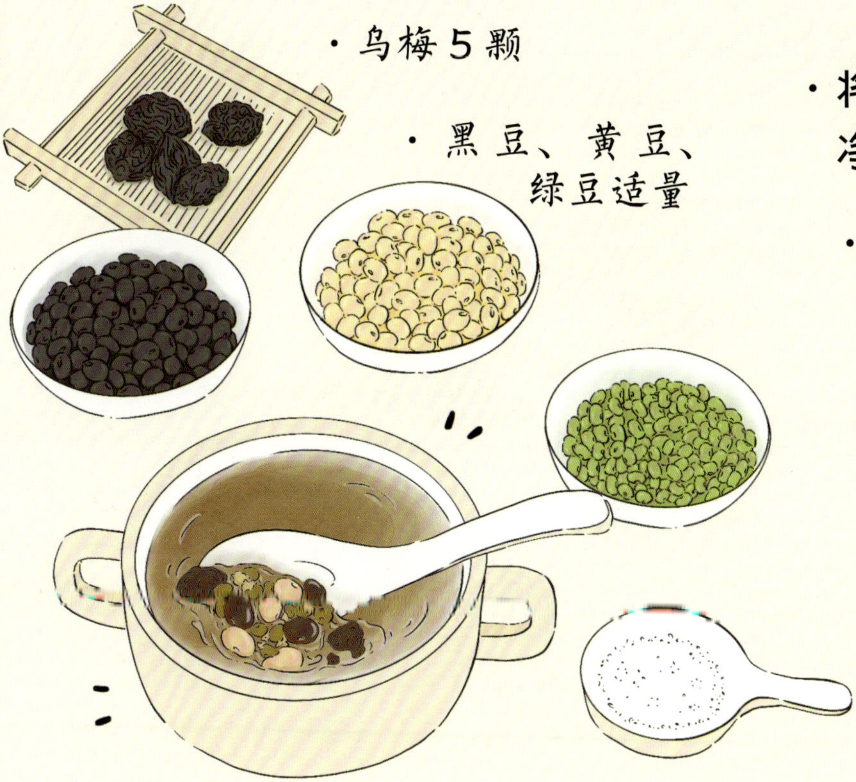

- 乌梅5颗
- 黑豆、黄豆、绿豆适量
- 白糖适量

- 将豆子提前洗净，浸泡一夜
- 把泡好的豆子和乌梅一起放入煲锅，加水，大火煮沸后转小火，煮1~2小时。白糖可适口味添加

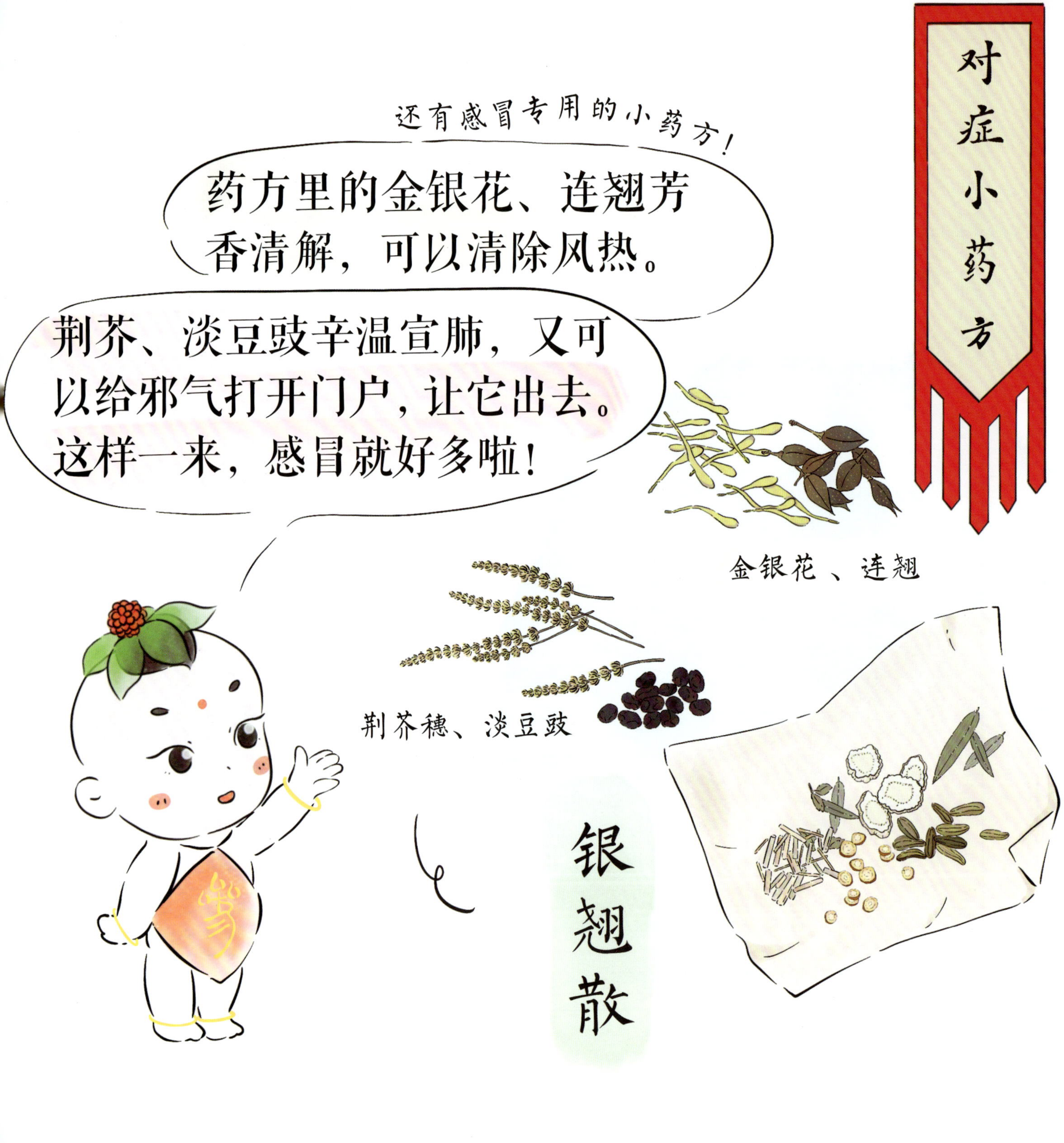
对症小药方
还有感冒专用的小药方！
药方里的金银花、连翘芳香清解，可以清除风热。
荆芥、淡豆豉辛温宣肺，又可以给邪气打开门户，让它出去。这样一来，感冒就好多啦！
金银花、连翘
荆芥穗、淡豆豉
银翘散

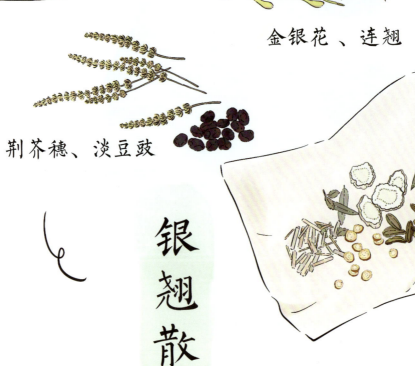

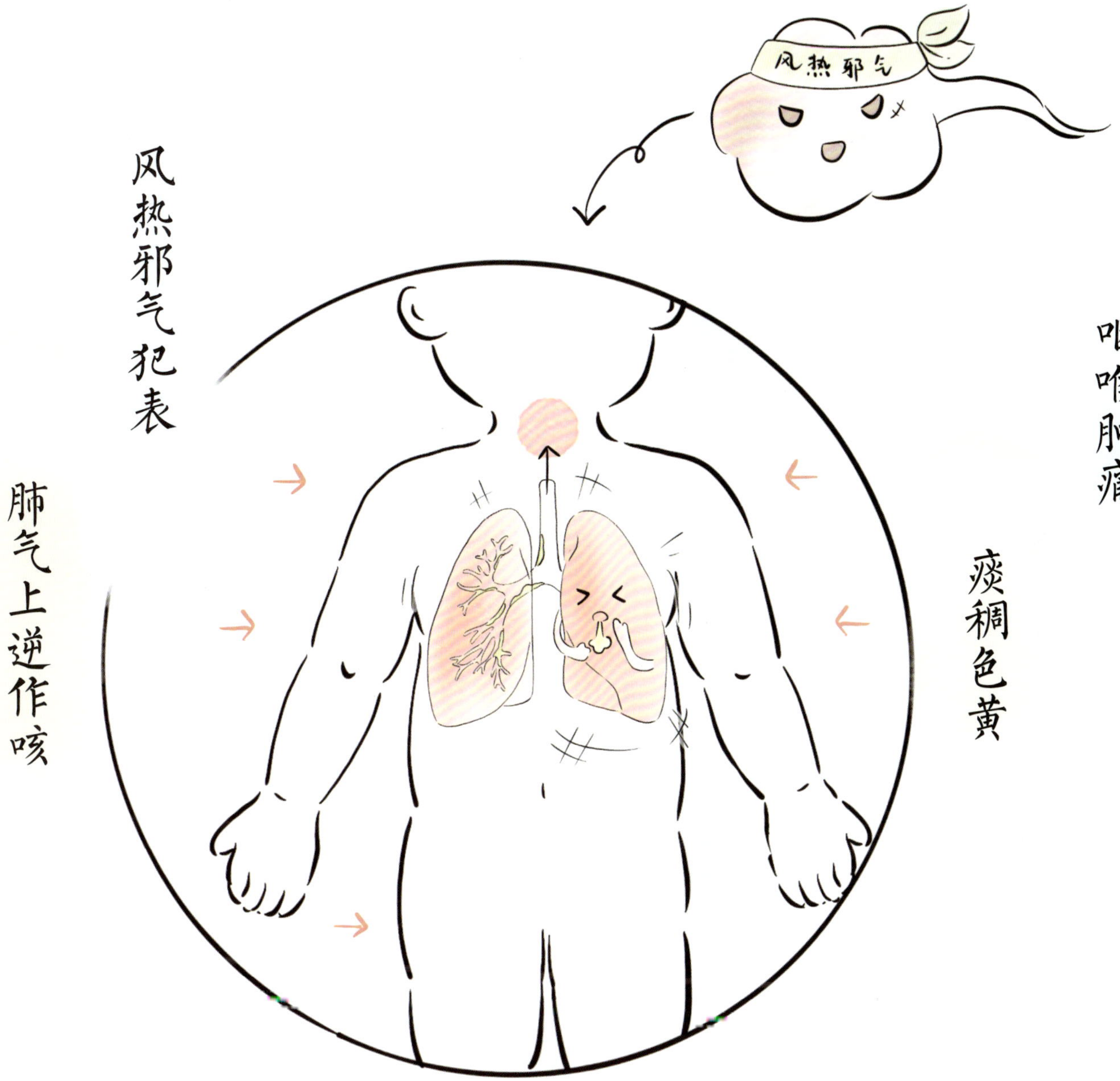
风热邪气
风热邪气犯表
咽喉肿痛
肺气上逆作咳
痰稠色黄

宝宝感受风热邪气，
还容易引起咳嗽

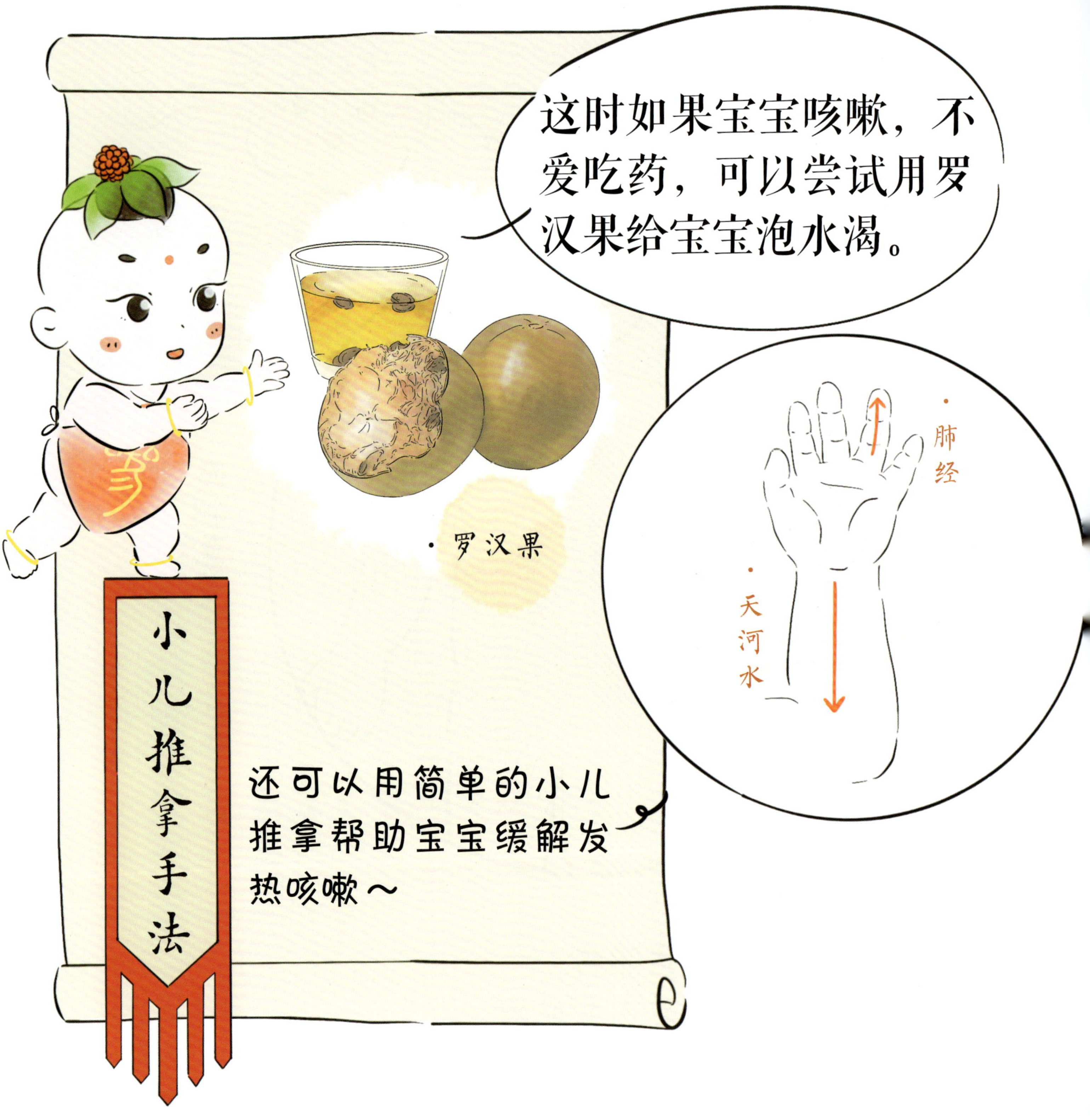
这时如果宝宝咳嗽，不爱吃药，可以尝试用罗汉果给宝宝泡水渴。
·罗汉果
·肺经
·天河水
小儿推拿手法
还可以用简单的小儿推拿帮助宝宝缓解发热咳嗽～

· 清天河水

前臂正中从手腕推至肘弯，推100~300次

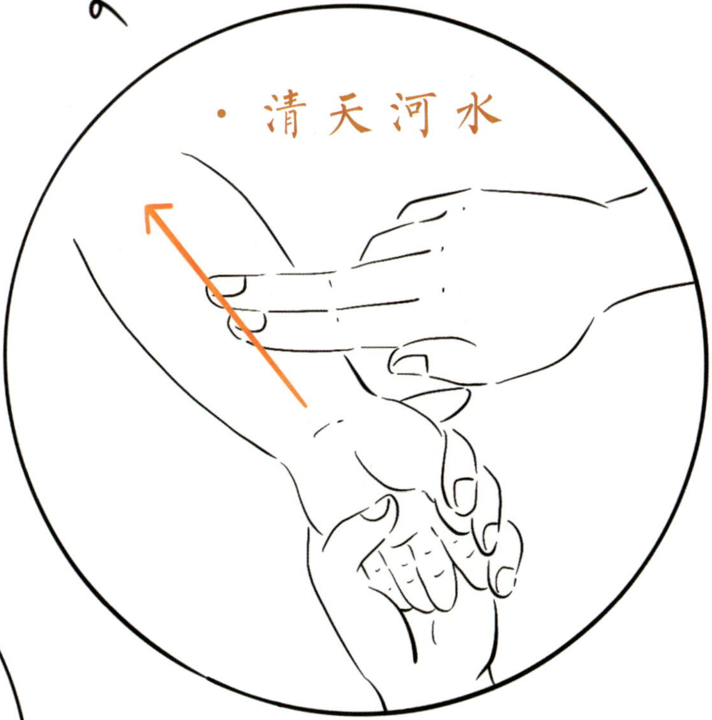

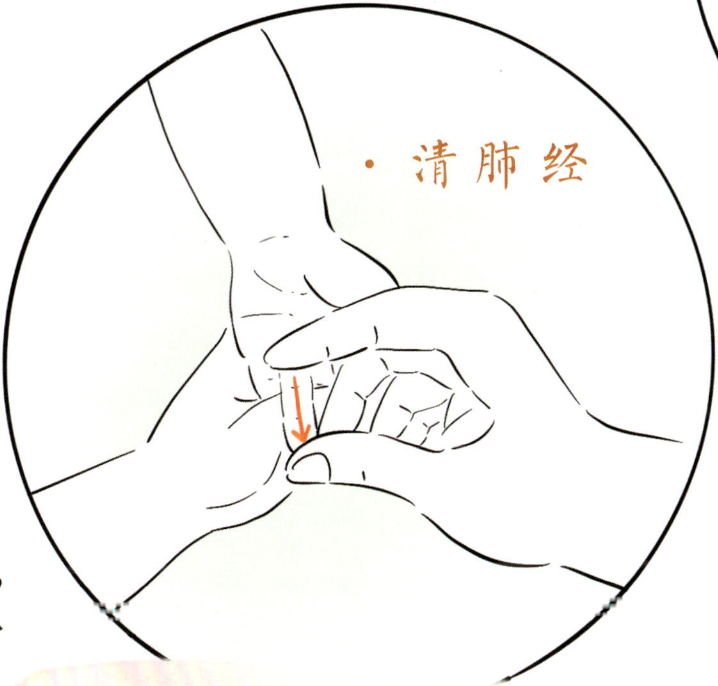

· 清肺经

从无名指指根推向指尖100~500次

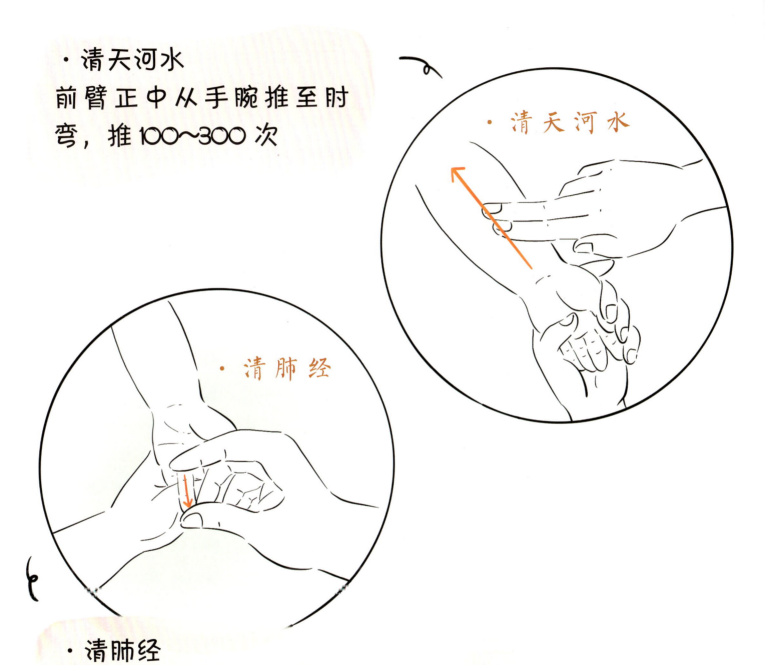

小儿穴位贴敷

· 配合中药风热感冒贴疗效更佳

· 贴敷穴位：风门（左右各一）、大椎、中府、涌泉

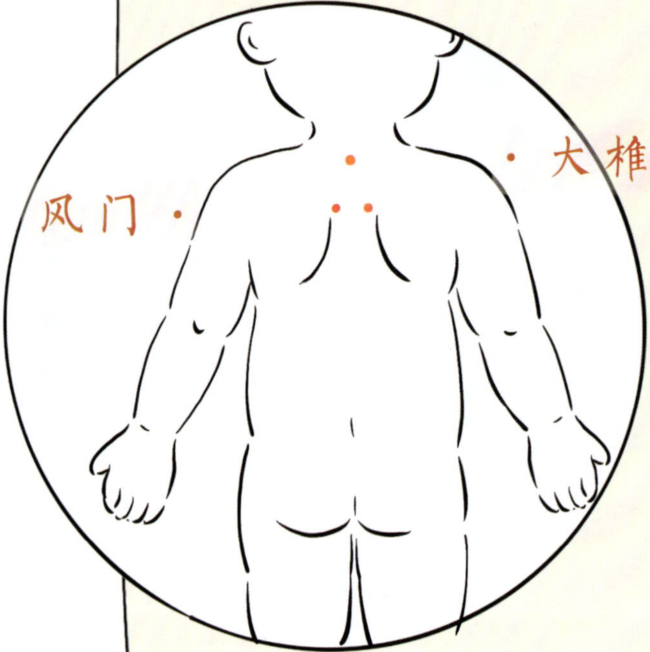

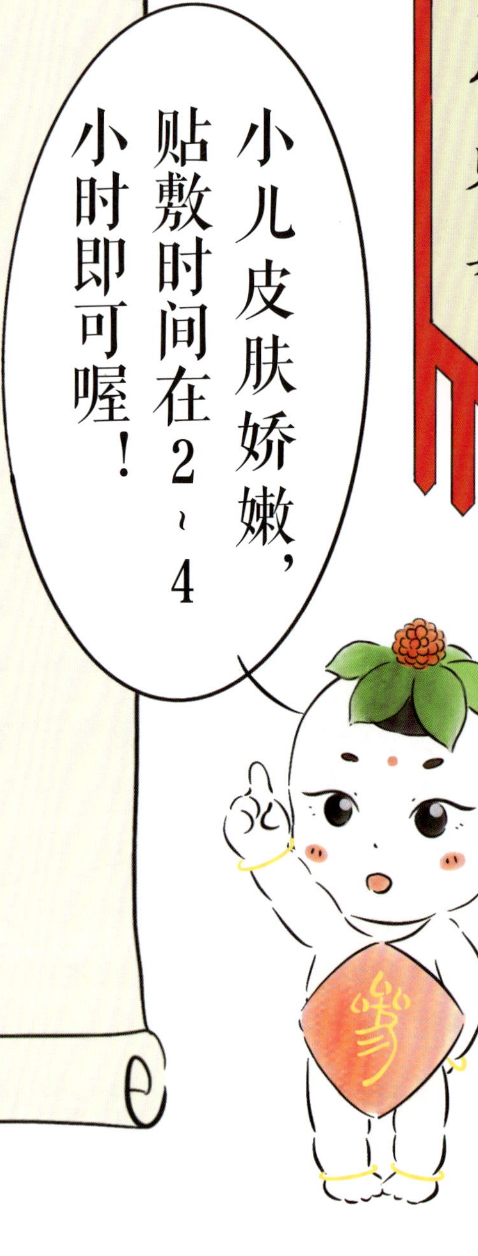

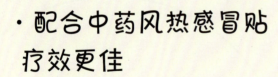

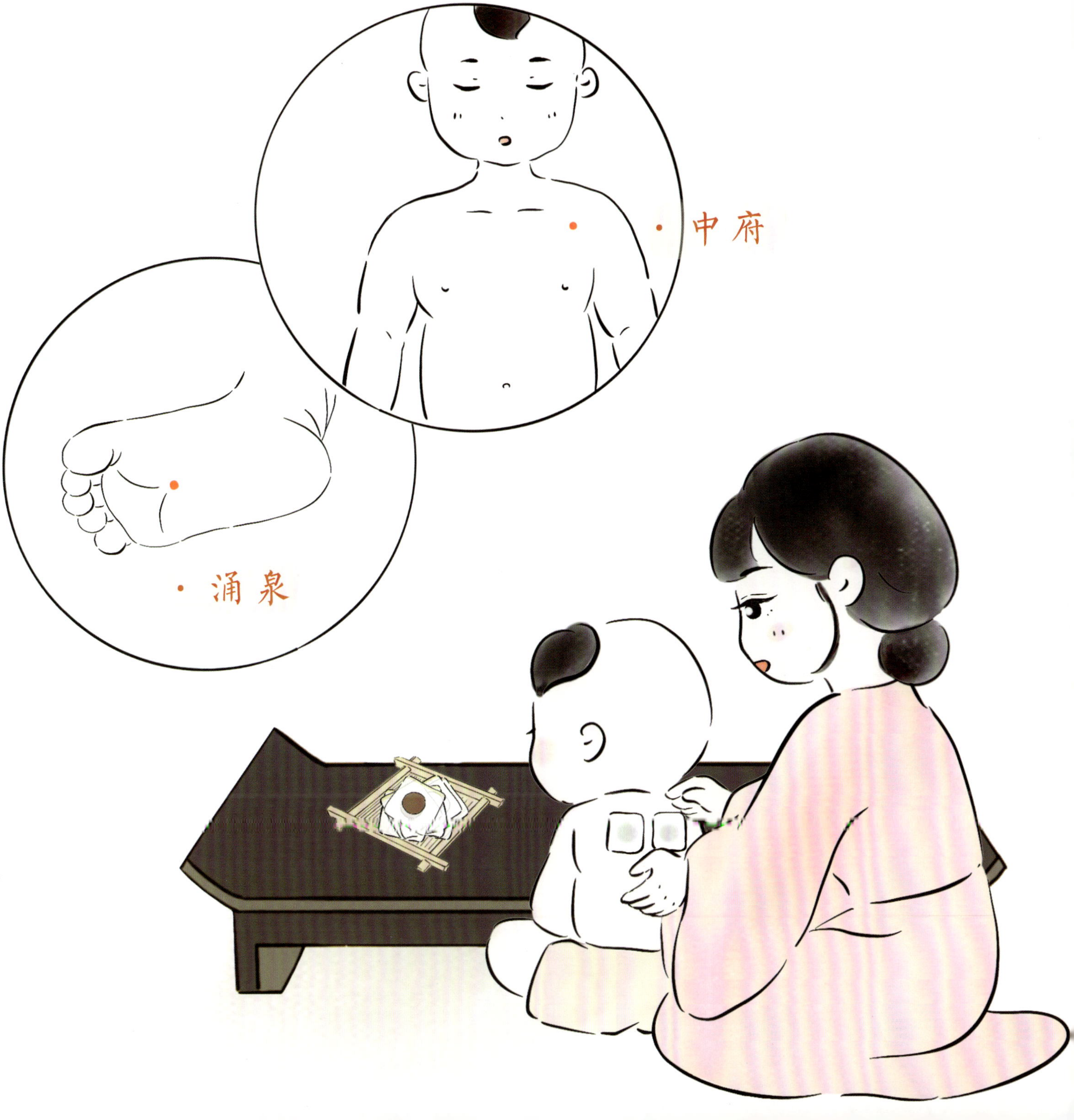
中府
涌泉

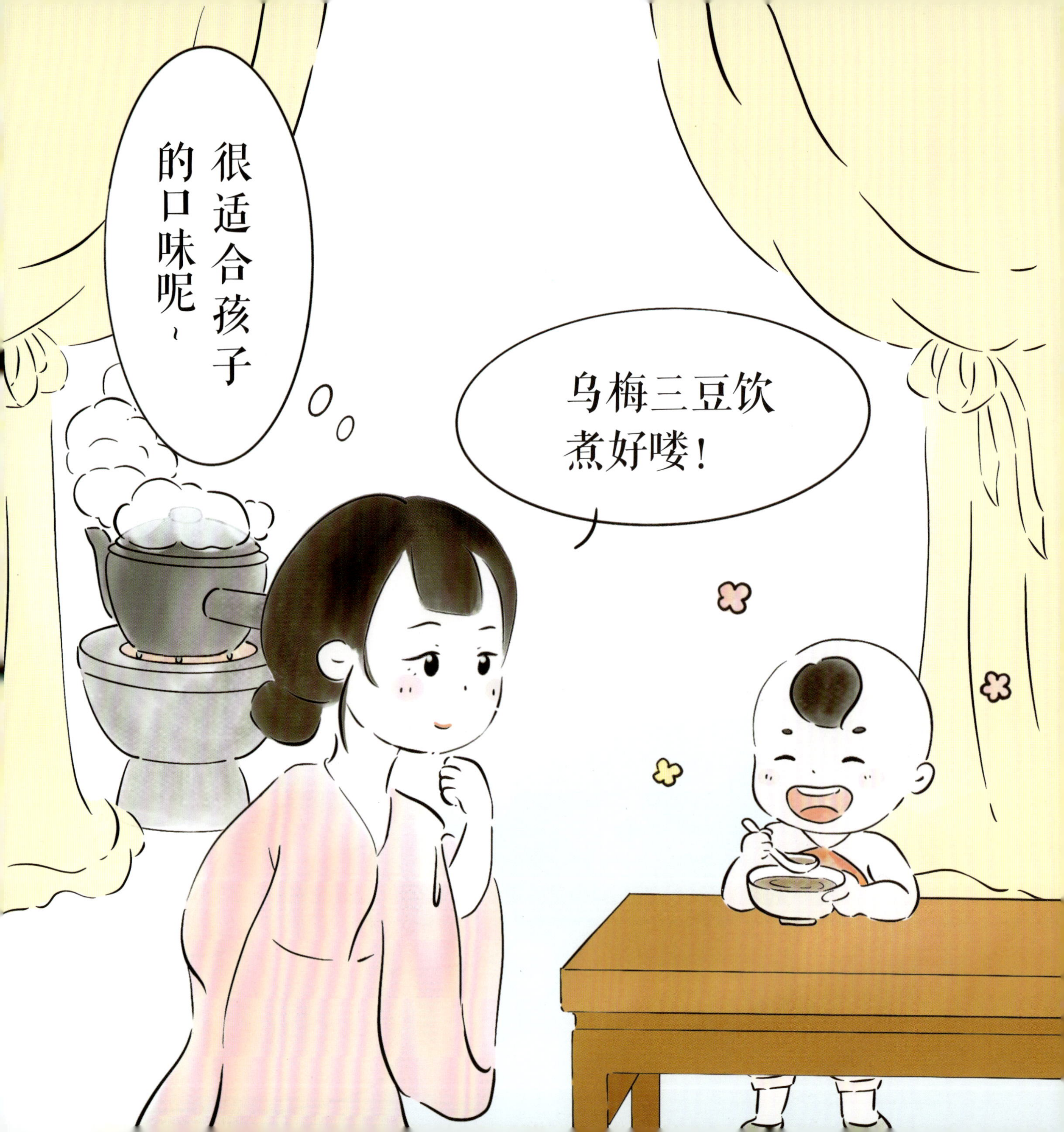
很适合孩子的口味呢~
乌梅三豆饮煮好喽！

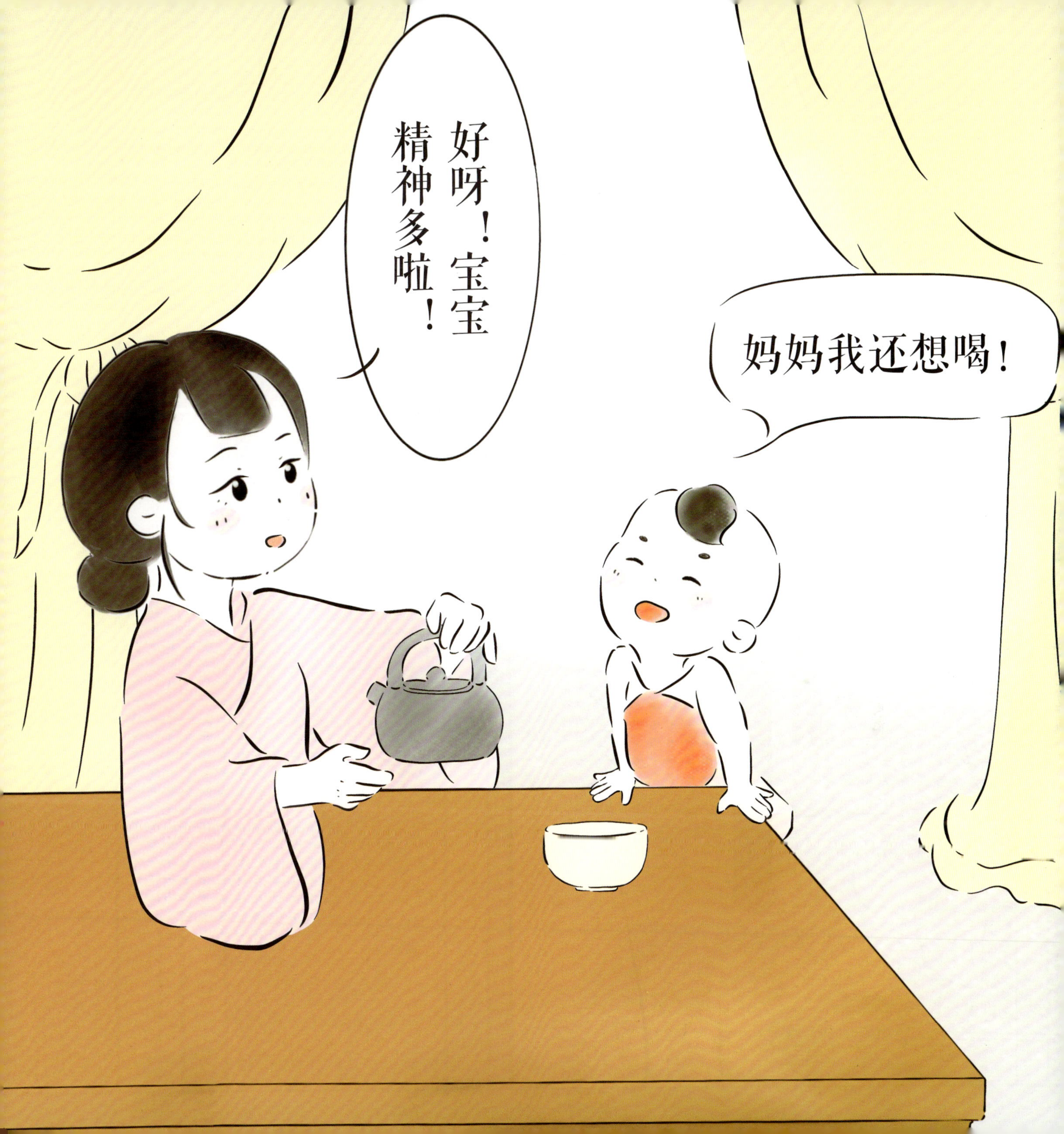
好呀！宝宝精神多啦！
妈妈我还想喝！

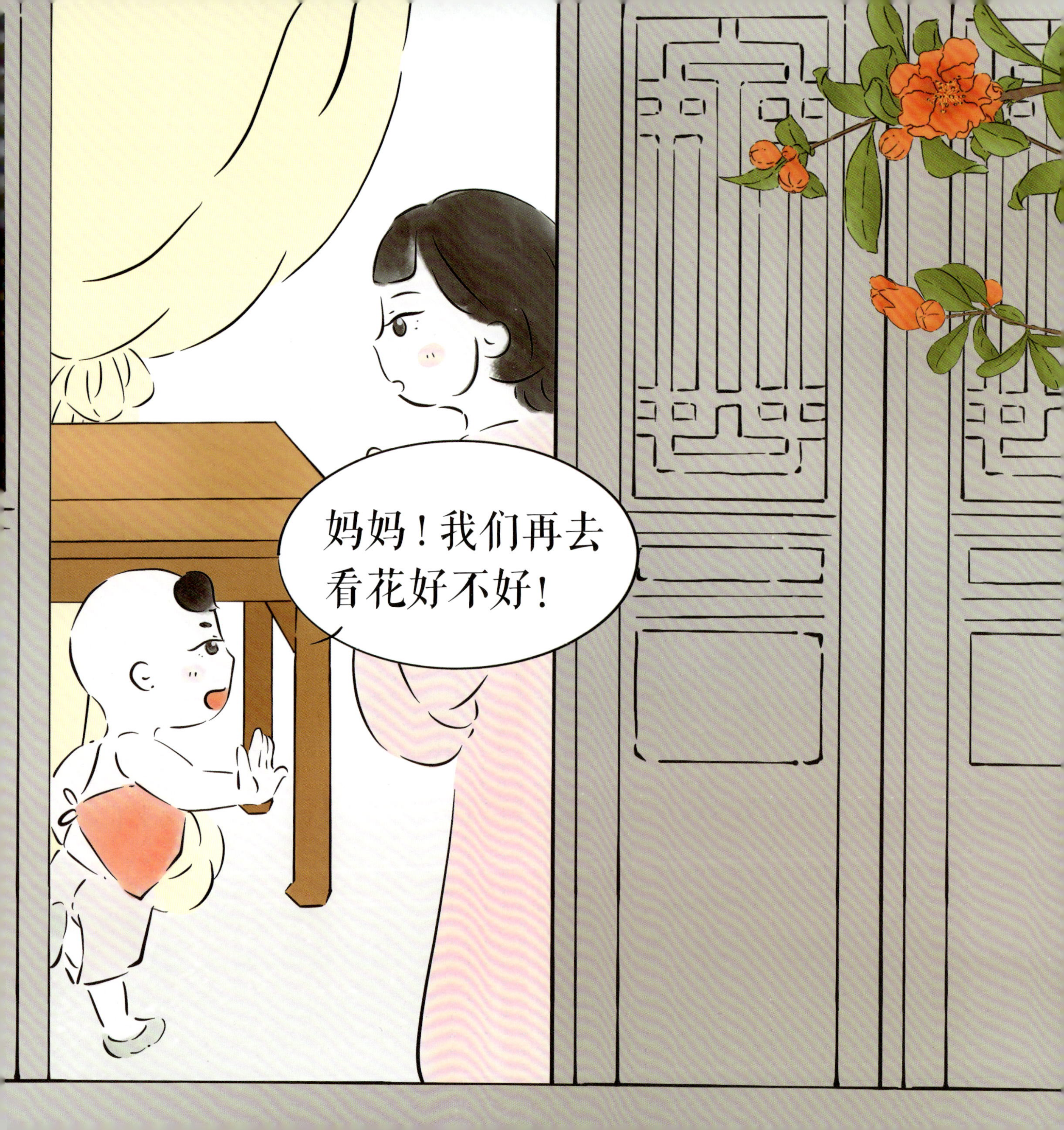
妈妈！我们再去看花好不好！

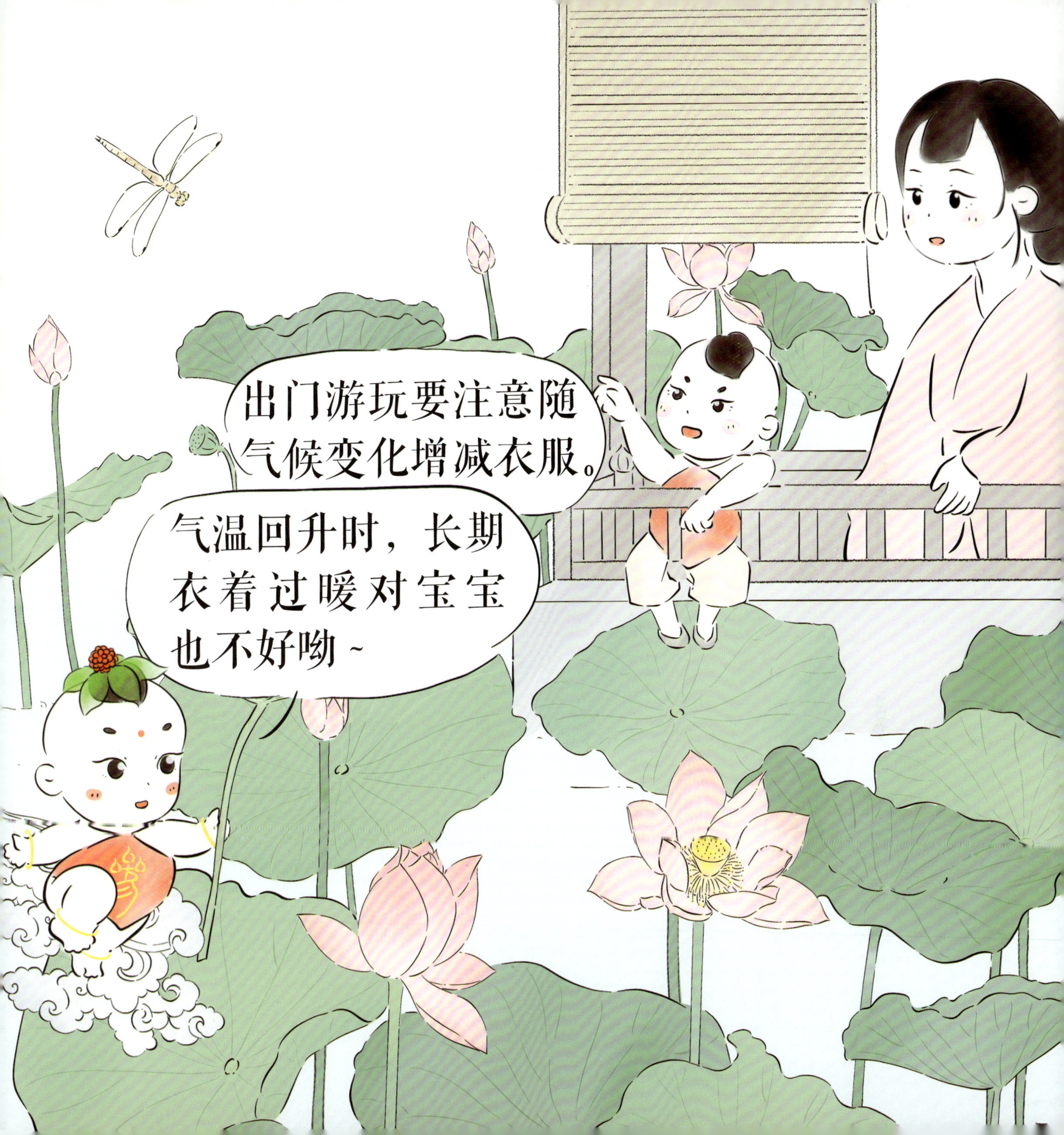
出门游玩要注意随气候变化增减衣服。
气温回升时，长期衣着过暖对宝宝也不好呦~

我要当个小医生1

小肚肚不胀了③

主　编：刘　华　白秀娟　谭　波
编　委：尹凤娟　林晓燕　周玫君
　　　　刘帼豪
绘　图：刘帼豪

中国健康传媒集团
中国医药科技出版社

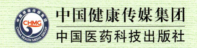

图书在版编目（CIP）数据

我要当个小医生．1 / 刘华，白秀娟，谭波主编．—北京：中国医药科技出版社，2024.7

ISBN 978-7-5214-4645-6

Ⅰ．①我… Ⅱ．①刘… ②白… ③谭… Ⅲ．①小儿疾病—常见病—中医治疗法 Ⅳ．① R272

中国国家版本馆 CIP 数据核字（2024）第 100824 号

美术编辑 陈君杞

版式设计 也 在

出版 **中国健康传媒集团** | 中国医药科技出版社

地址 北京市海淀区文慧园北路甲 22 号

邮编 100082

电话 发行：010-62227427 邮购：010-62236938

网址 www.cmstp.com

规格 710 × 1000 mm 1/12

印张 8

字数 21 千字

版次 2024 年 7 月第 1 版

印次 2024 年 7 月第 1 次印刷

印刷 河北环京美印刷有限公司

经销 全国各地新华书店

书号 ISBN 978-7-5214-4645-6

定价 **48.00 元（全 4 册）**

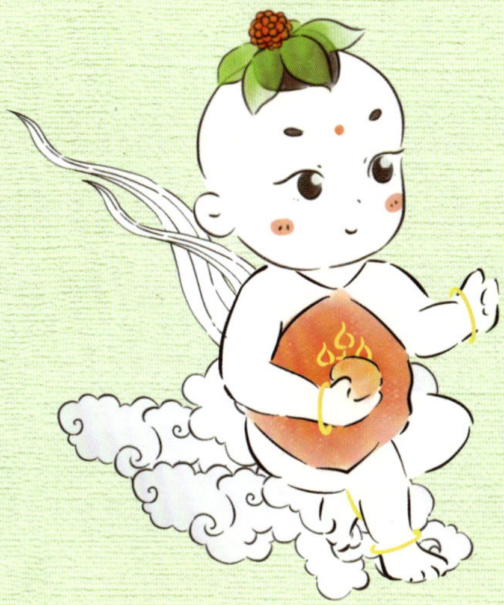

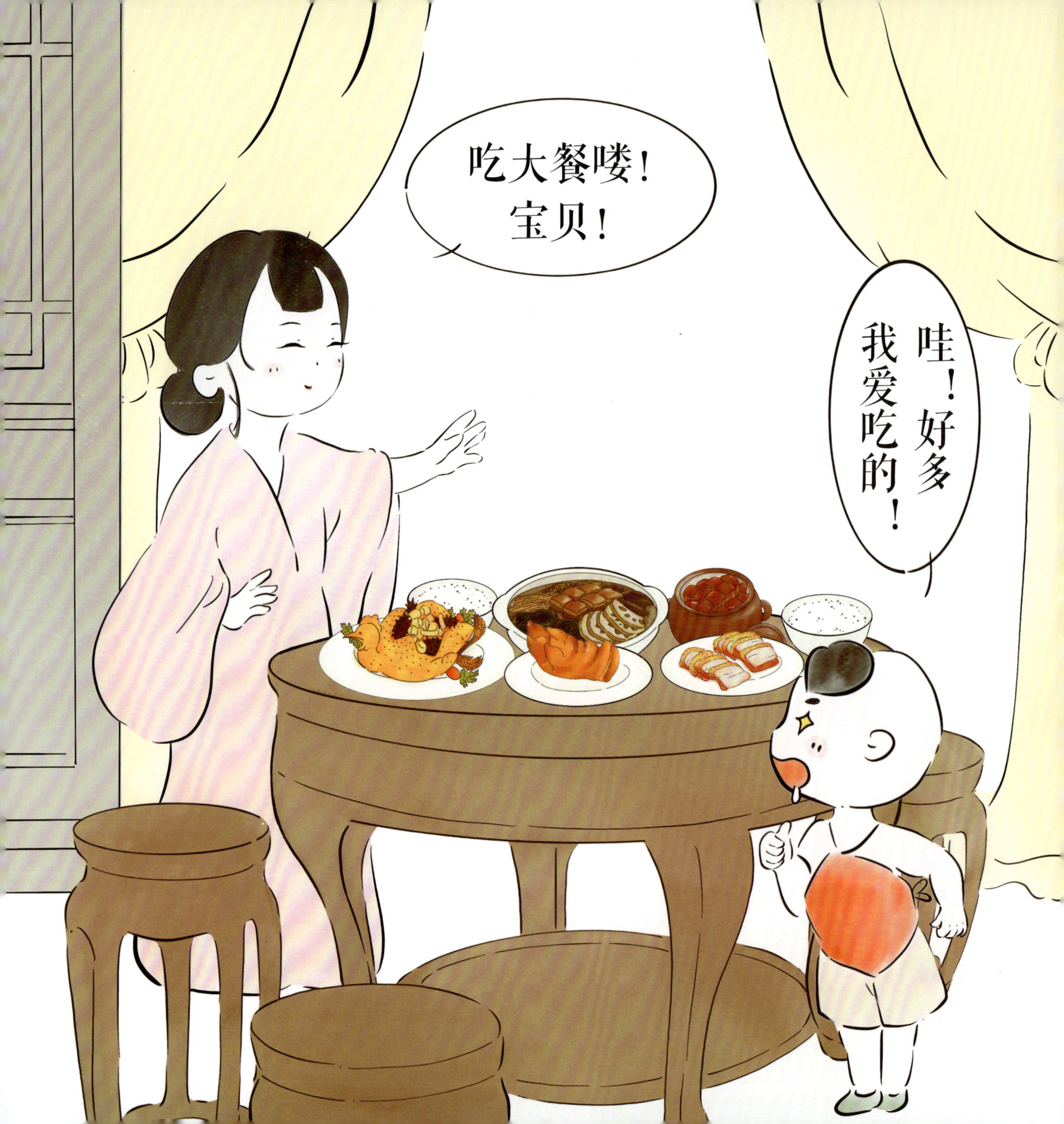
吃大餐喽！宝贝！
哇！好多我爱吃的！

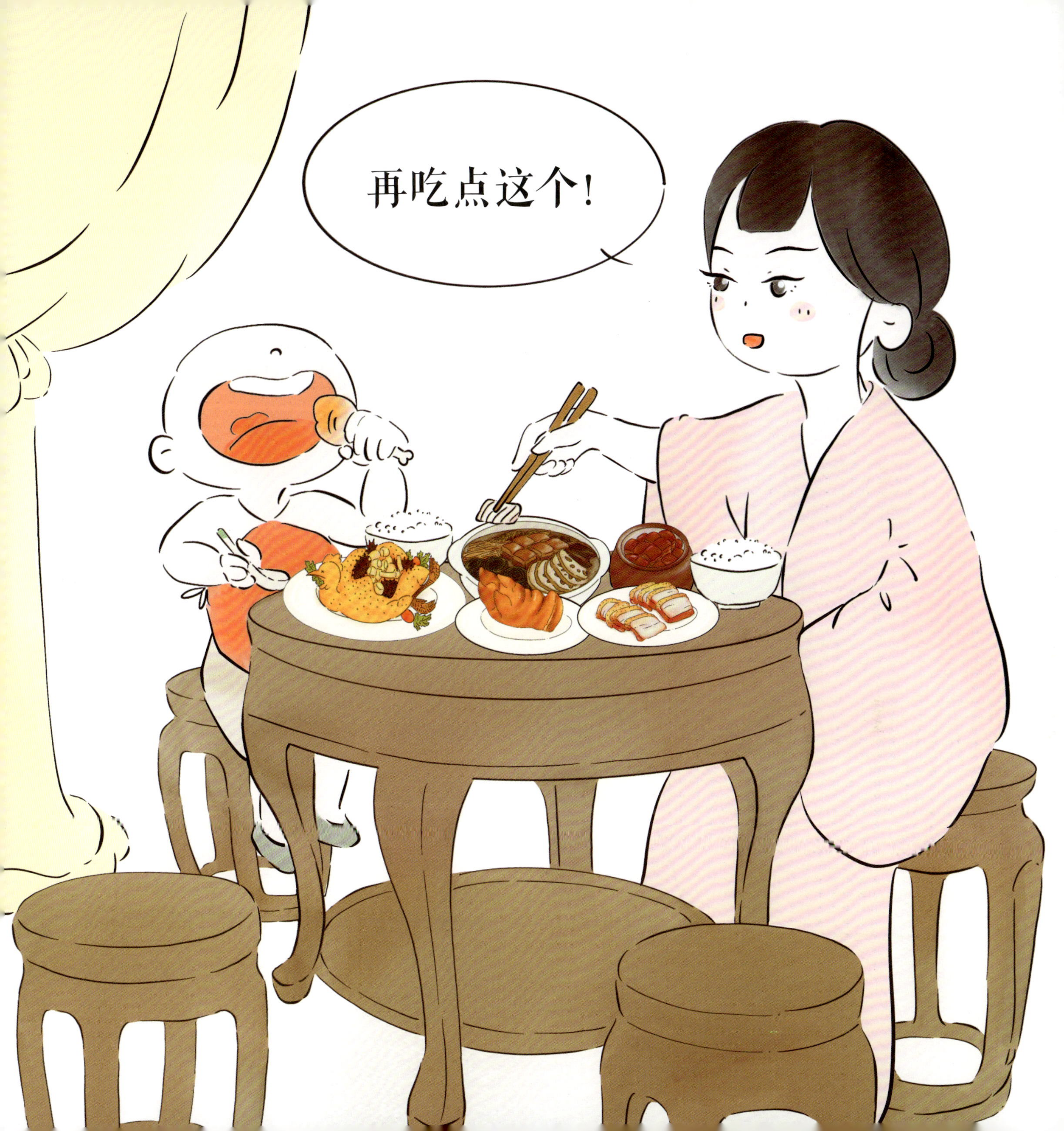
再吃点这个！

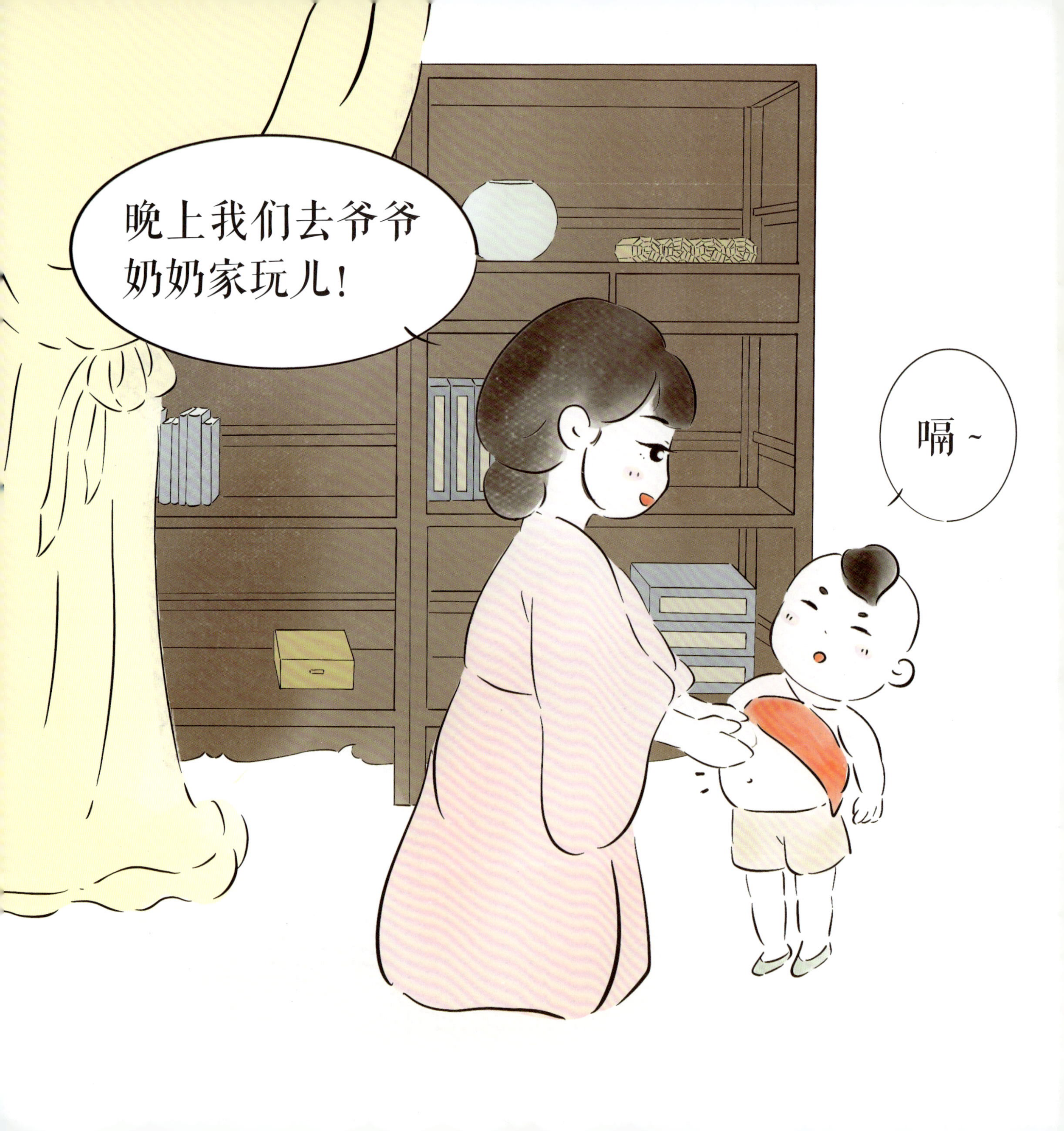
晚上我们去爷爷奶奶家玩儿！
嗝~

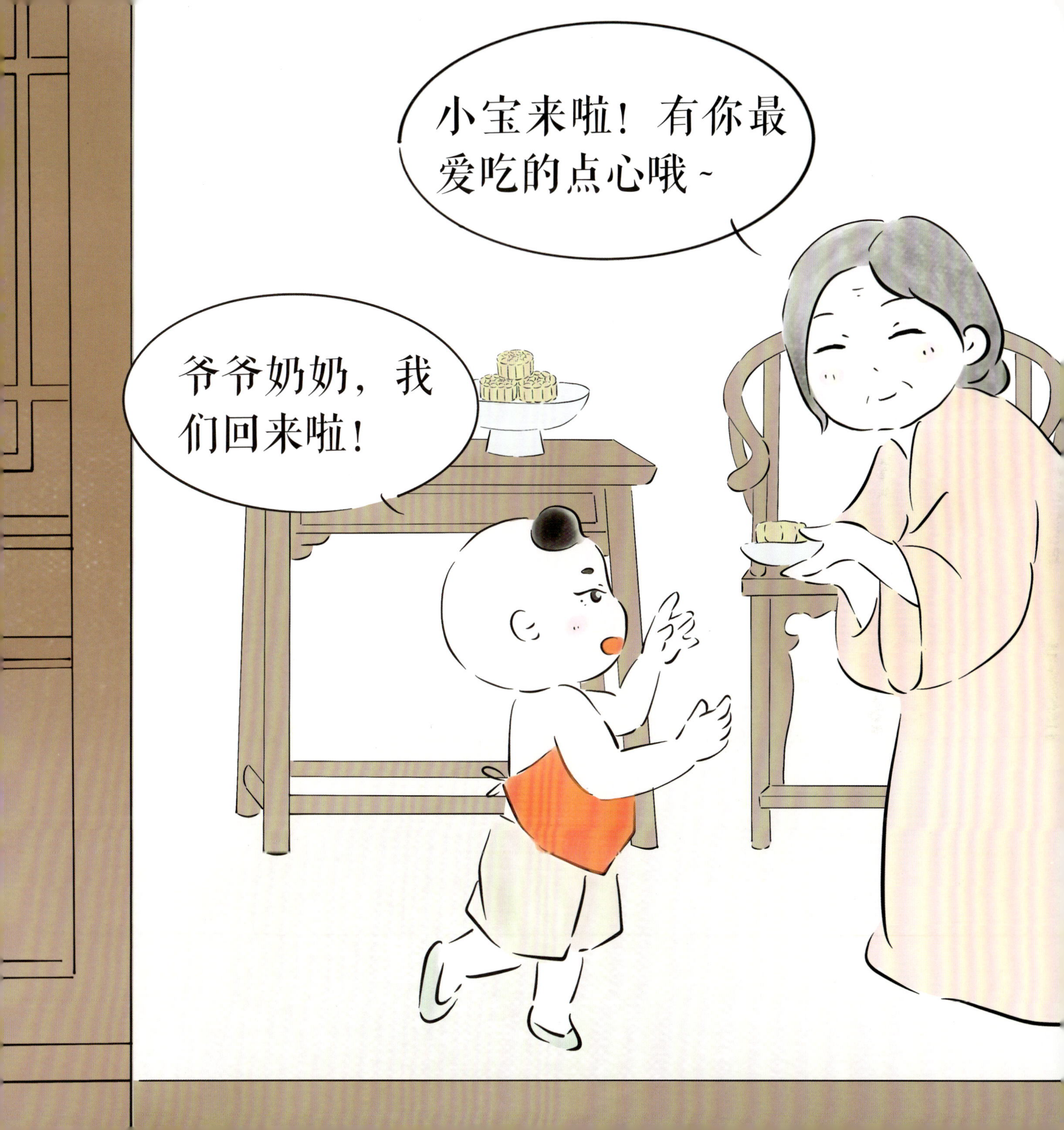
爷爷奶奶，我们回来啦！
小宝来啦！有你最爱吃的点心哦~

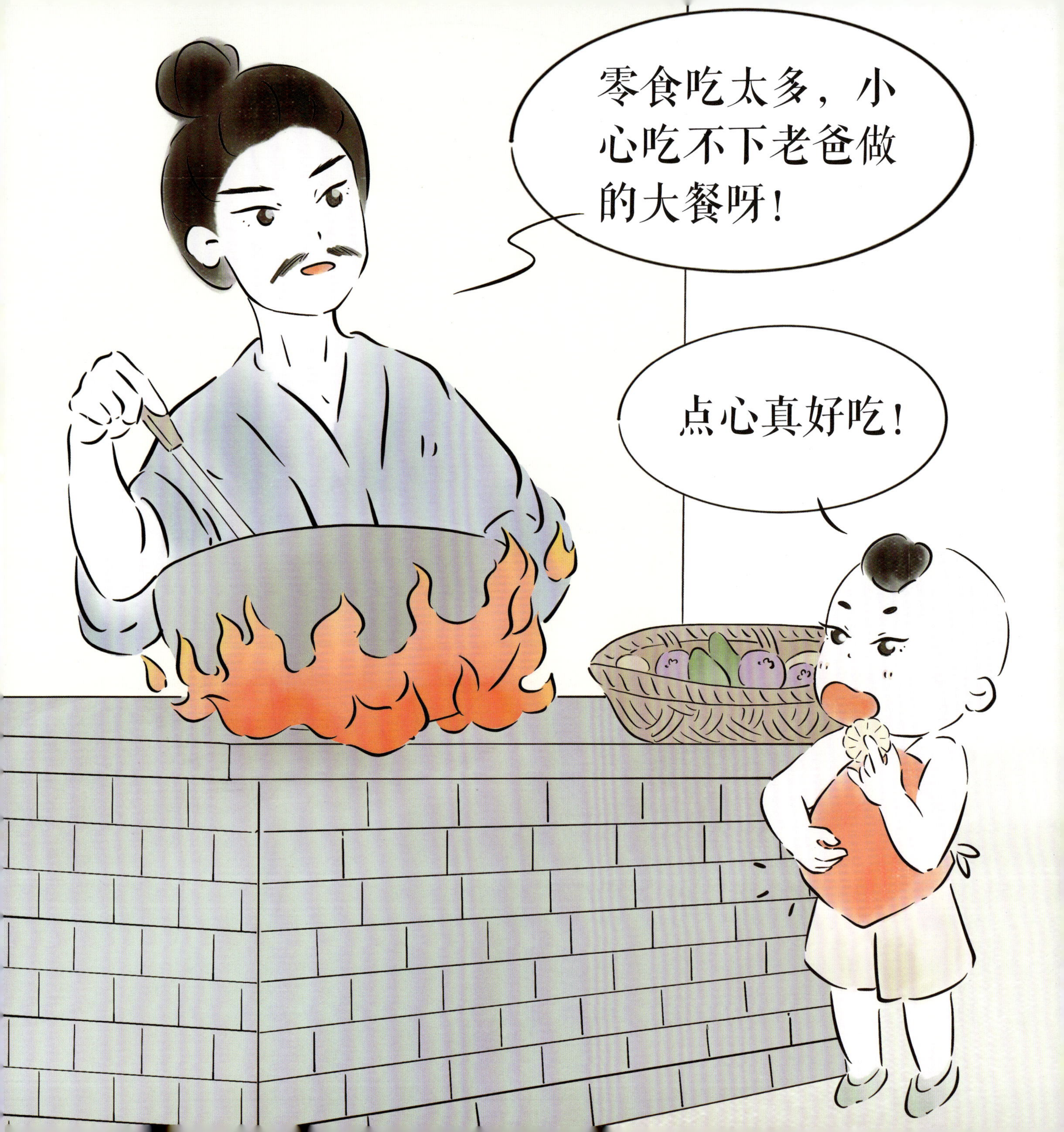
零食吃太多，小心吃不下老爸做的大餐呀！
点心真好吃！

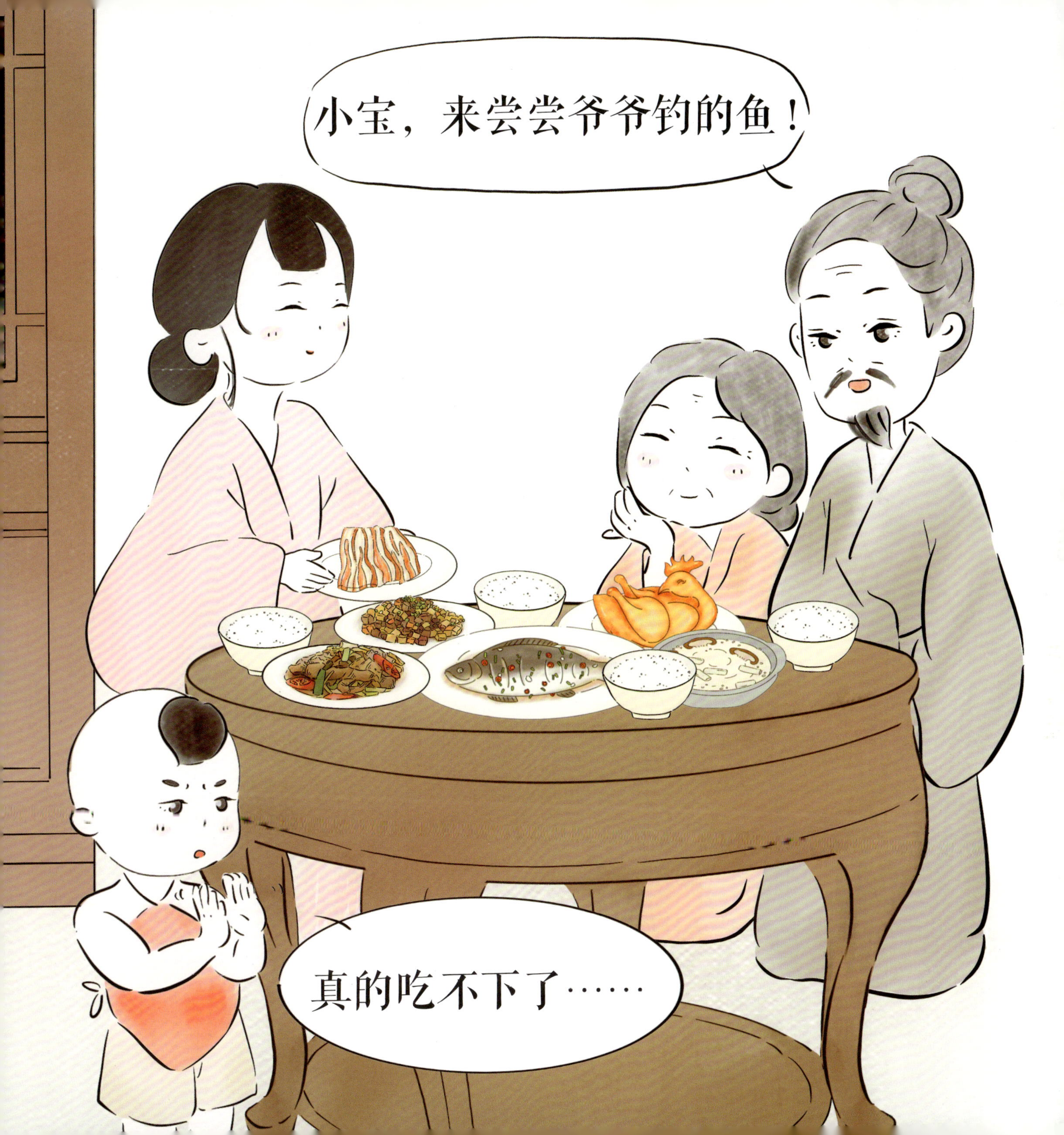
小宝，来尝尝爷爷钓的鱼！
真的吃不下了……

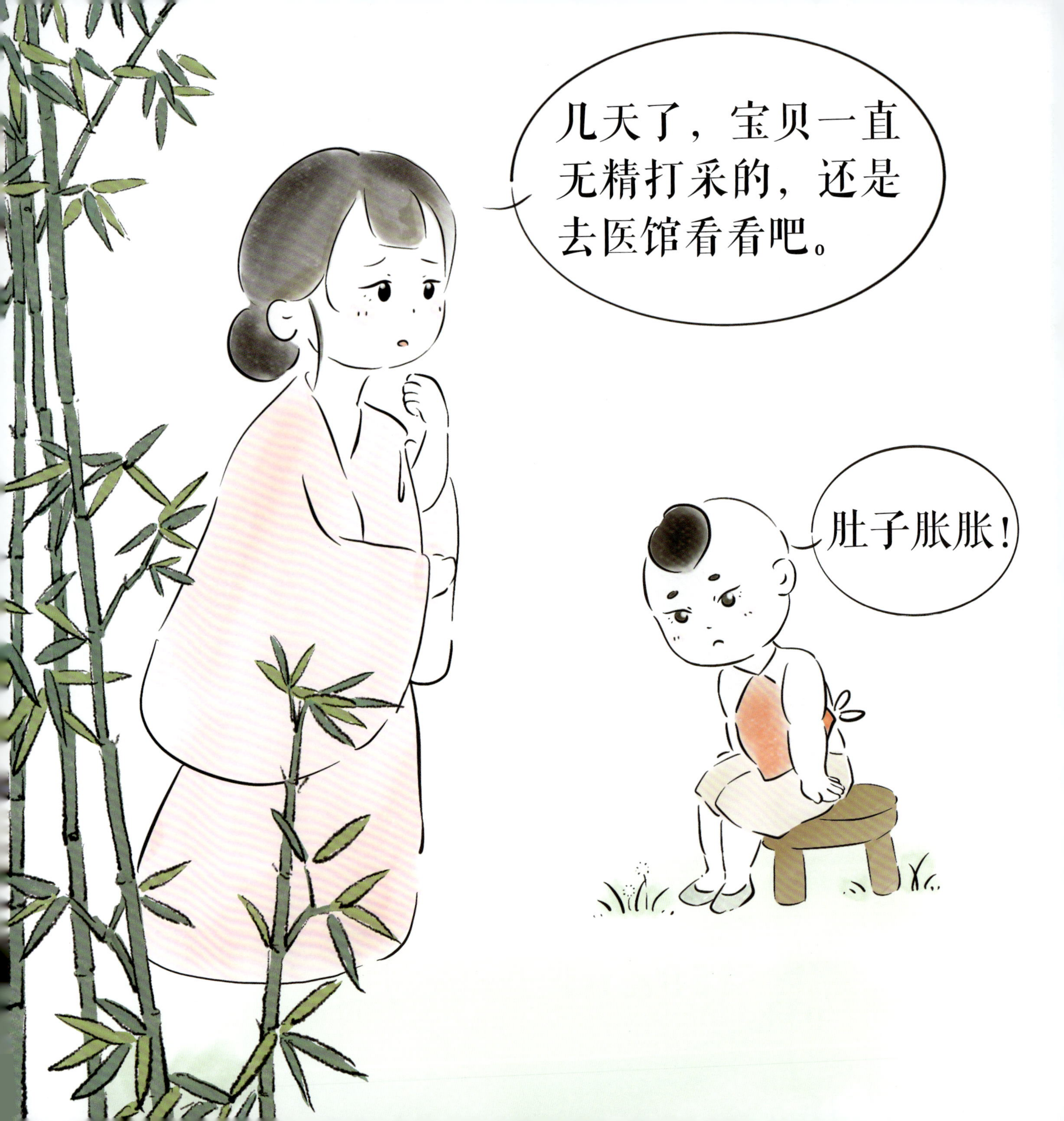
几天了，宝贝一直无精打采的，还是去医馆看看吧。
肚子胀胀！

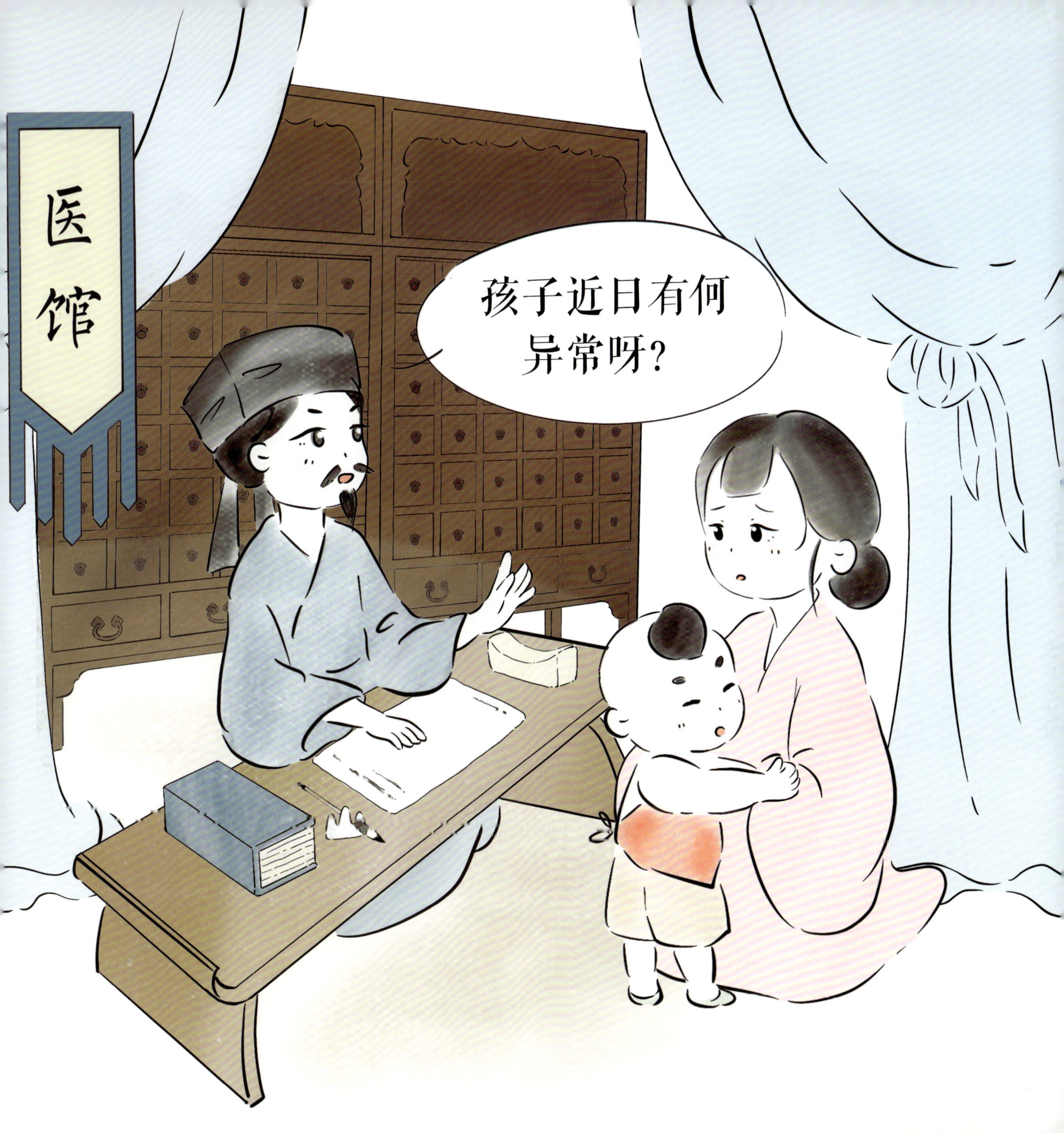
医馆
孩子近日有何异常呀？

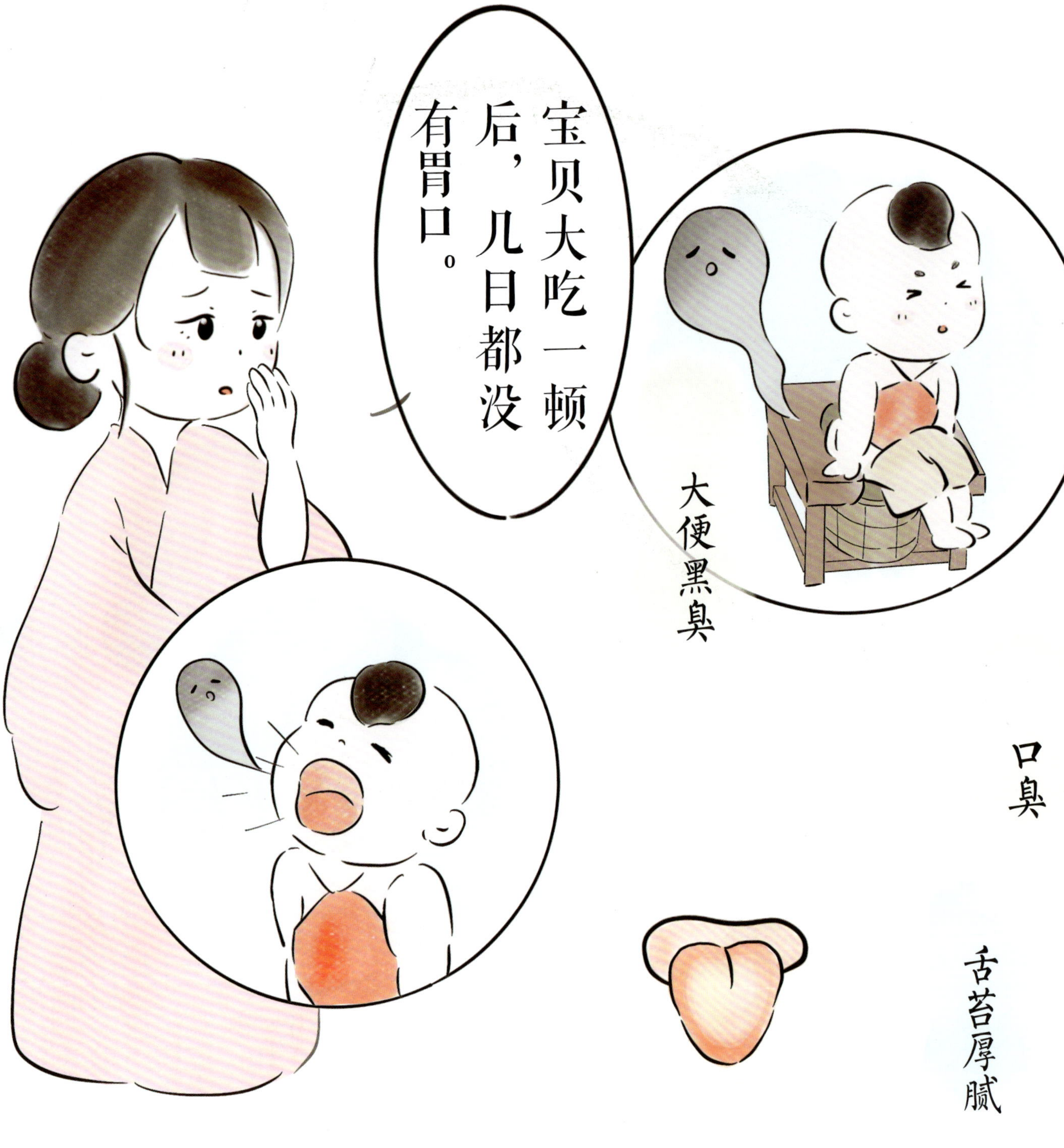
宝贝大吃一顿后，几日都没有胃口。
大便黑臭
口臭
舌苔厚腻

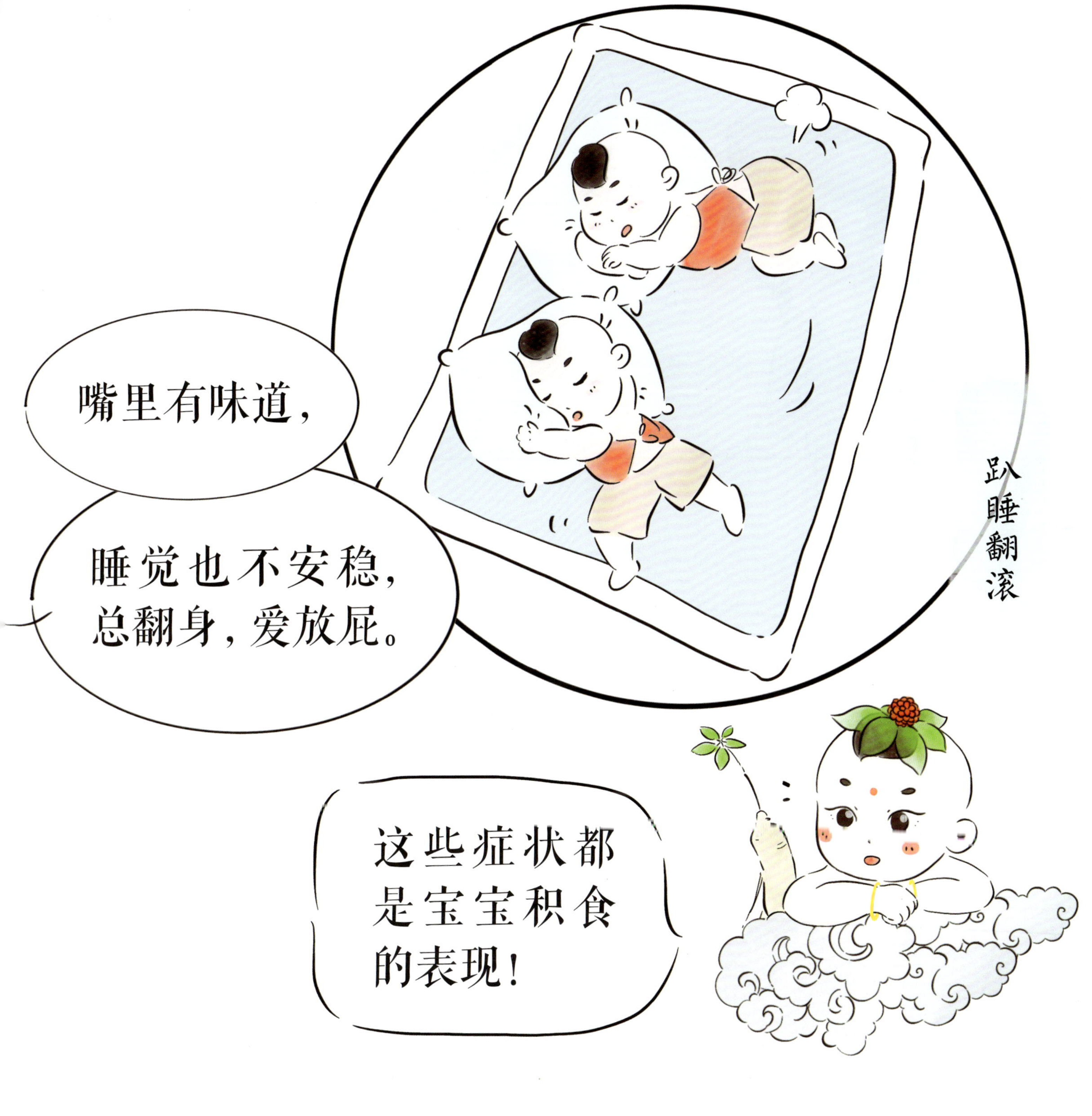
趴睡翻滚
嘴里有味道，
睡觉也不安稳，总翻身，爱放屁。
这些症状都是宝宝积食的表现！

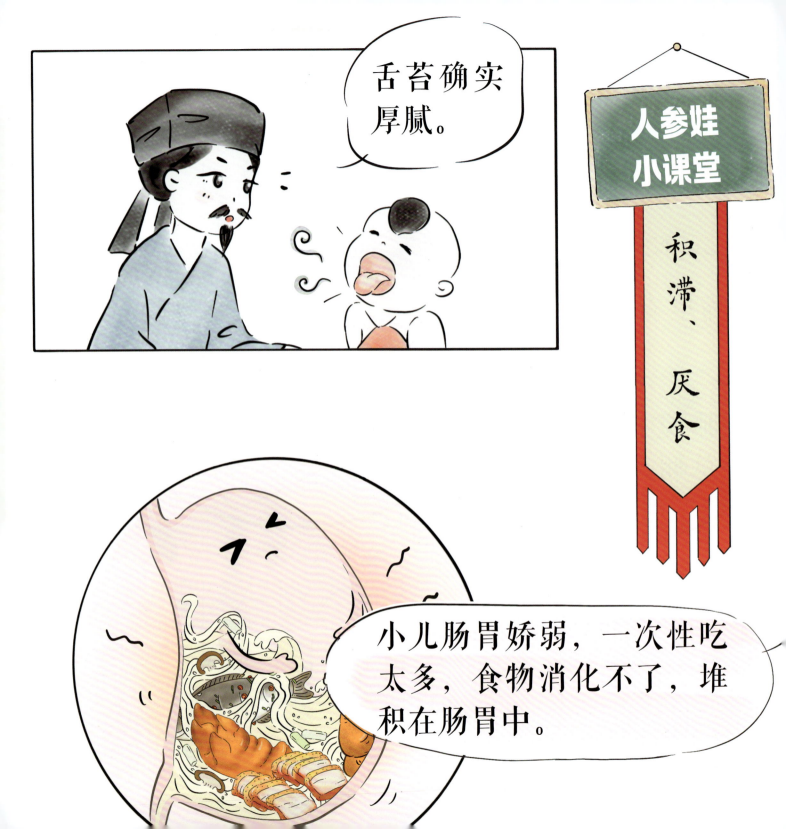

舌苔确实
厚腻。

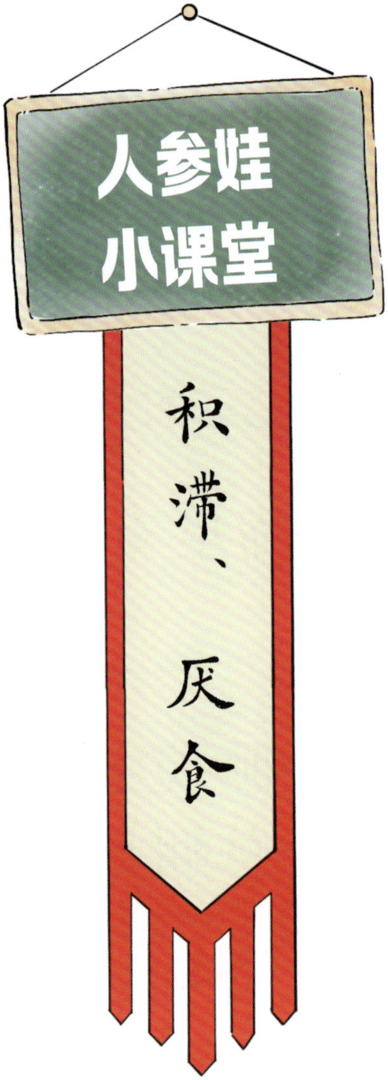
人参娃
小课堂
积滞、厌食

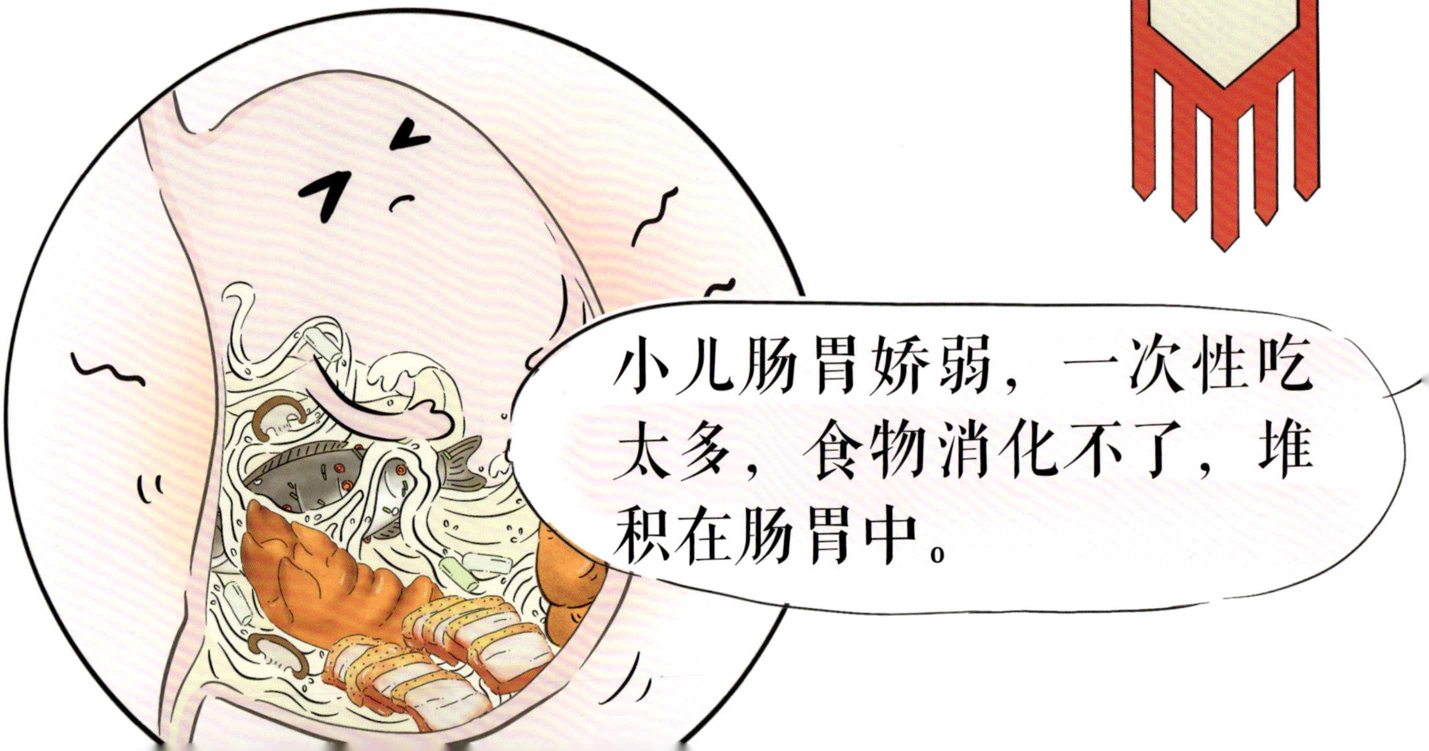
小儿肠胃娇弱，一次性吃太多，食物消化不了，堆积在肠胃中。

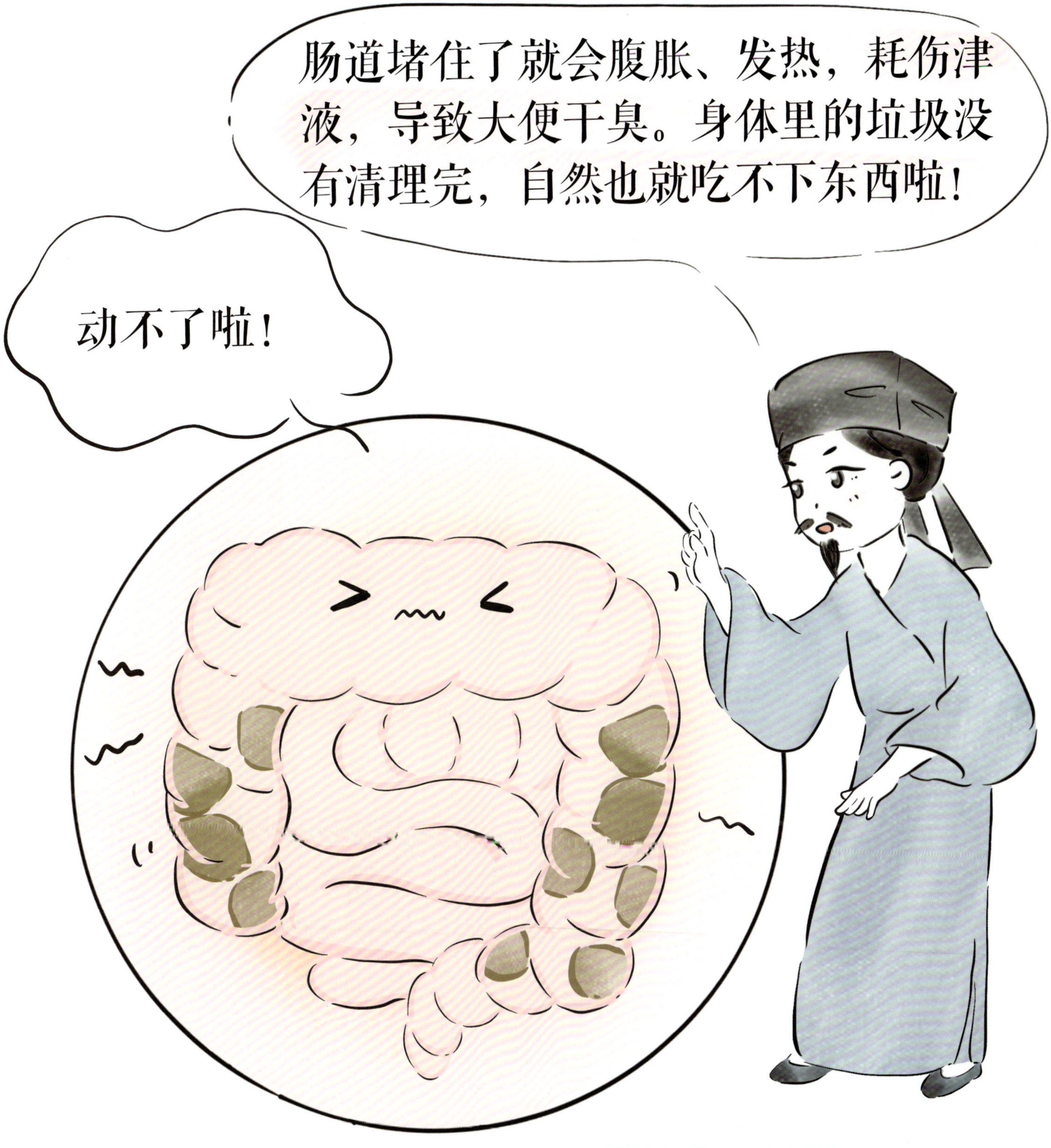
肠道堵住了就会腹胀、发热，耗伤津液，导致大便干臭。身体里的垃圾没有清理完，自然也就吃不下东西啦！
动不了啦！

小儿推拿手法

- 宝宝出现积食时，可以在家中做一些简单推拿，健脾和胃，行气助消化
- 推荐手法：揉板门、四缝，摩腹

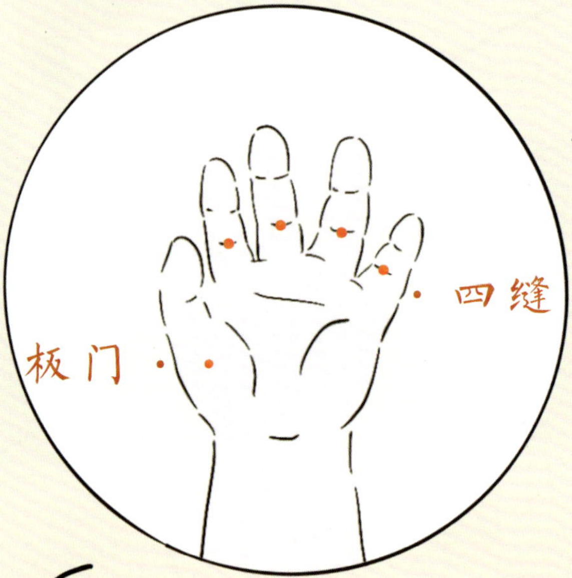

- 揉板门

用拇指顺时针或逆时针轻揉大鱼际平面中点

- 揉四缝

四缝位于第2、3、4、5指掌面近端指间关节横纹中央

当宝宝出现积食时，四缝处会有很明显的突起，可用拇指轻揉

摩腹也是促进肠胃蠕动的简单有效的家庭推拿手法。

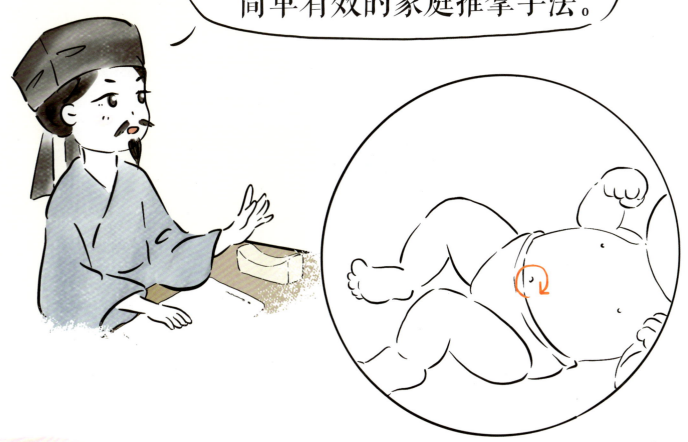

· 摩腹

将掌心搓热，围绕小儿肚脐做环状旋摩，顺时针方向摩 50~100 次

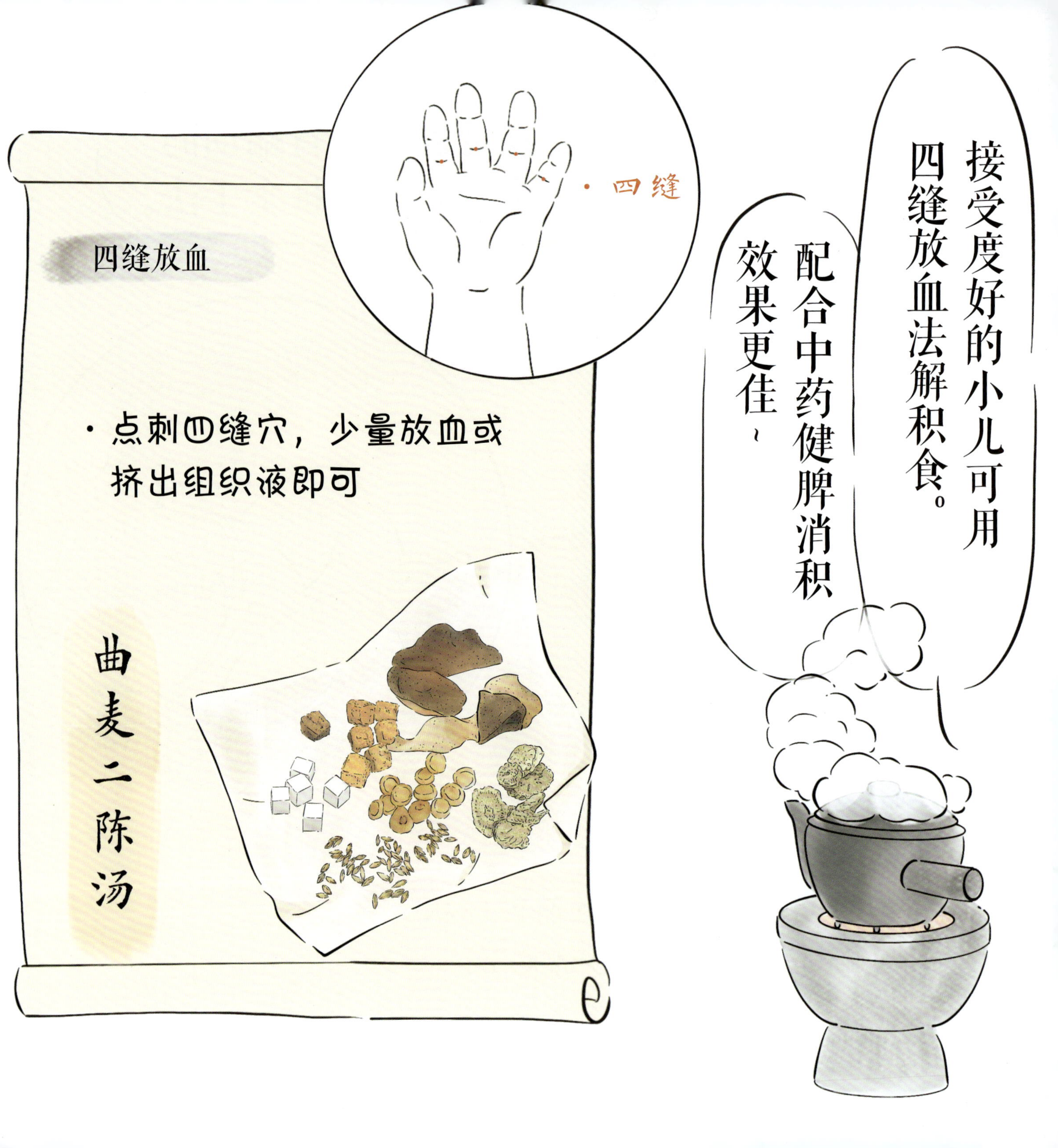
四缝放血
·四缝
·点刺四缝穴，少量放血或挤出组织液即可
曲麦二陈汤
接受度好的小儿可用四缝放血法解积食。
配合中药健脾消积效果更佳~

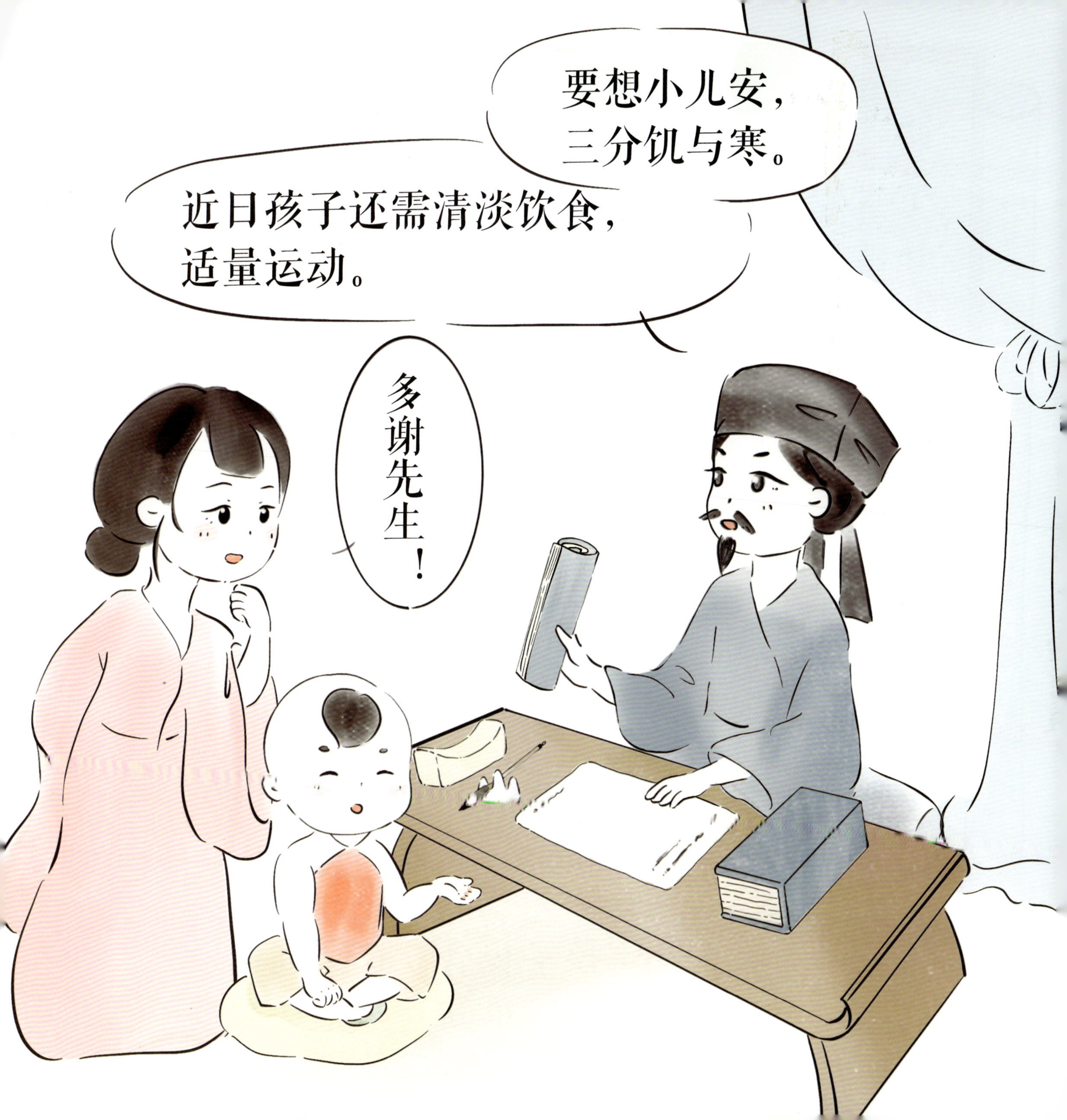
要想小儿安，三分饥与寒。
近日孩子还需清淡饮食，适量运动。
多谢先生！

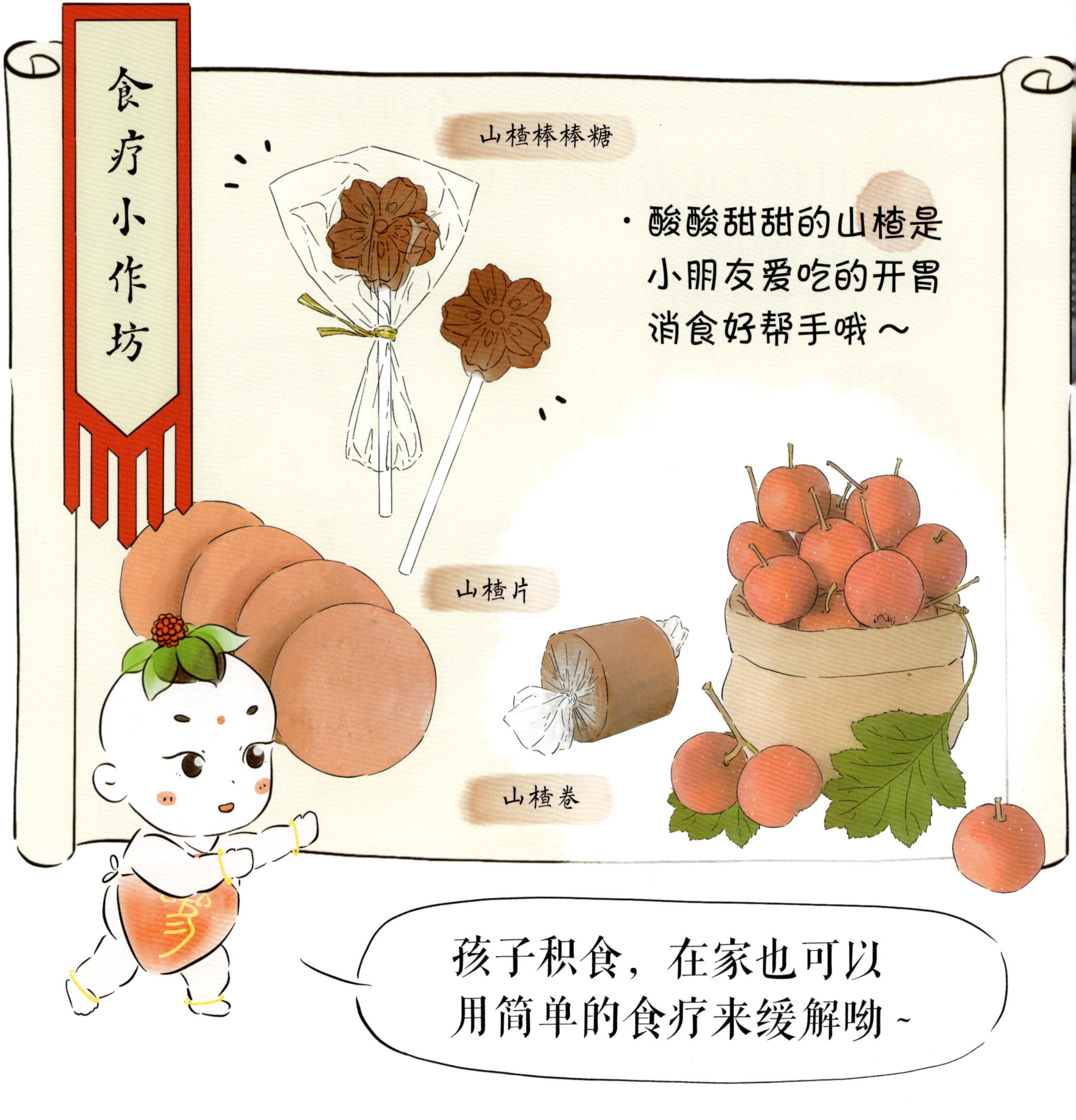

食疗小作坊
山楂棒棒糖
· 酸酸甜甜的山楂是小朋友爱吃的开胃消食好帮手哦～
山楂片
山楂卷
孩子积食，在家也可以用简单的食疗来缓解哟～

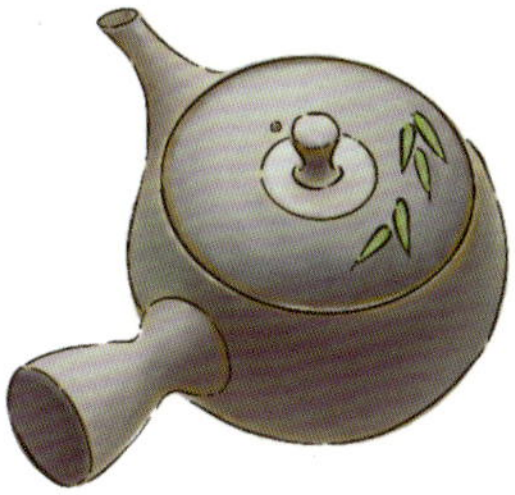

白萝卜山楂汤

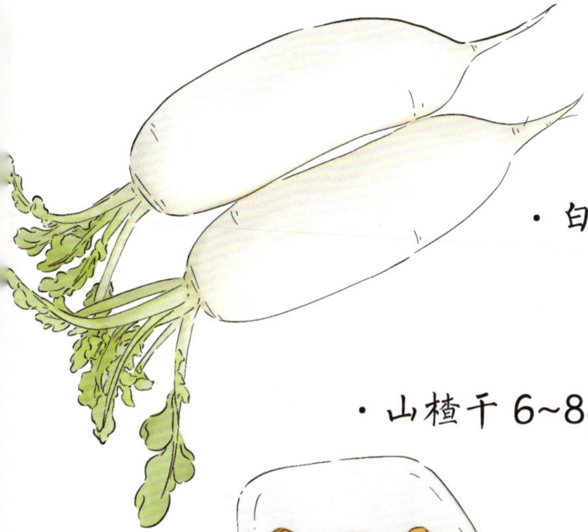

· 白萝卜

· 山楂干 6~8g

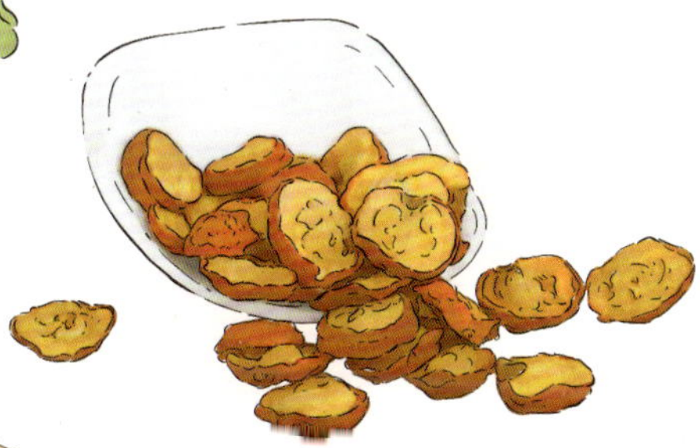

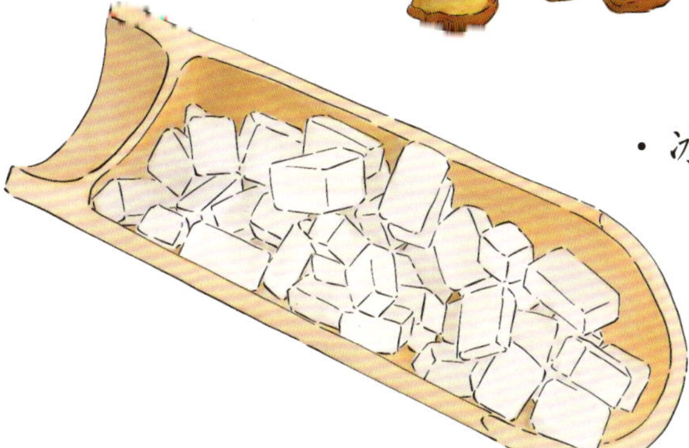

· 冰糖适量

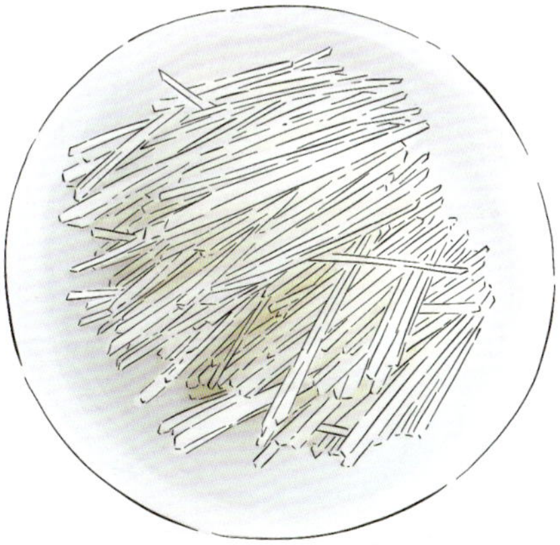

· 白萝卜洗净切丝

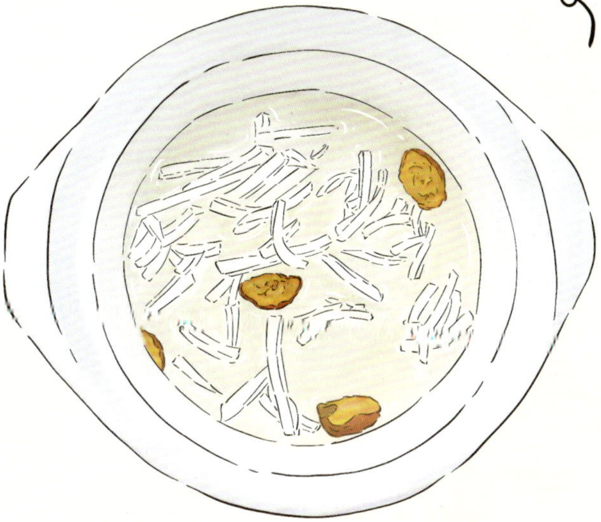

· 与山楂干、冰糖一起加水煮汤，30 分钟左右即可

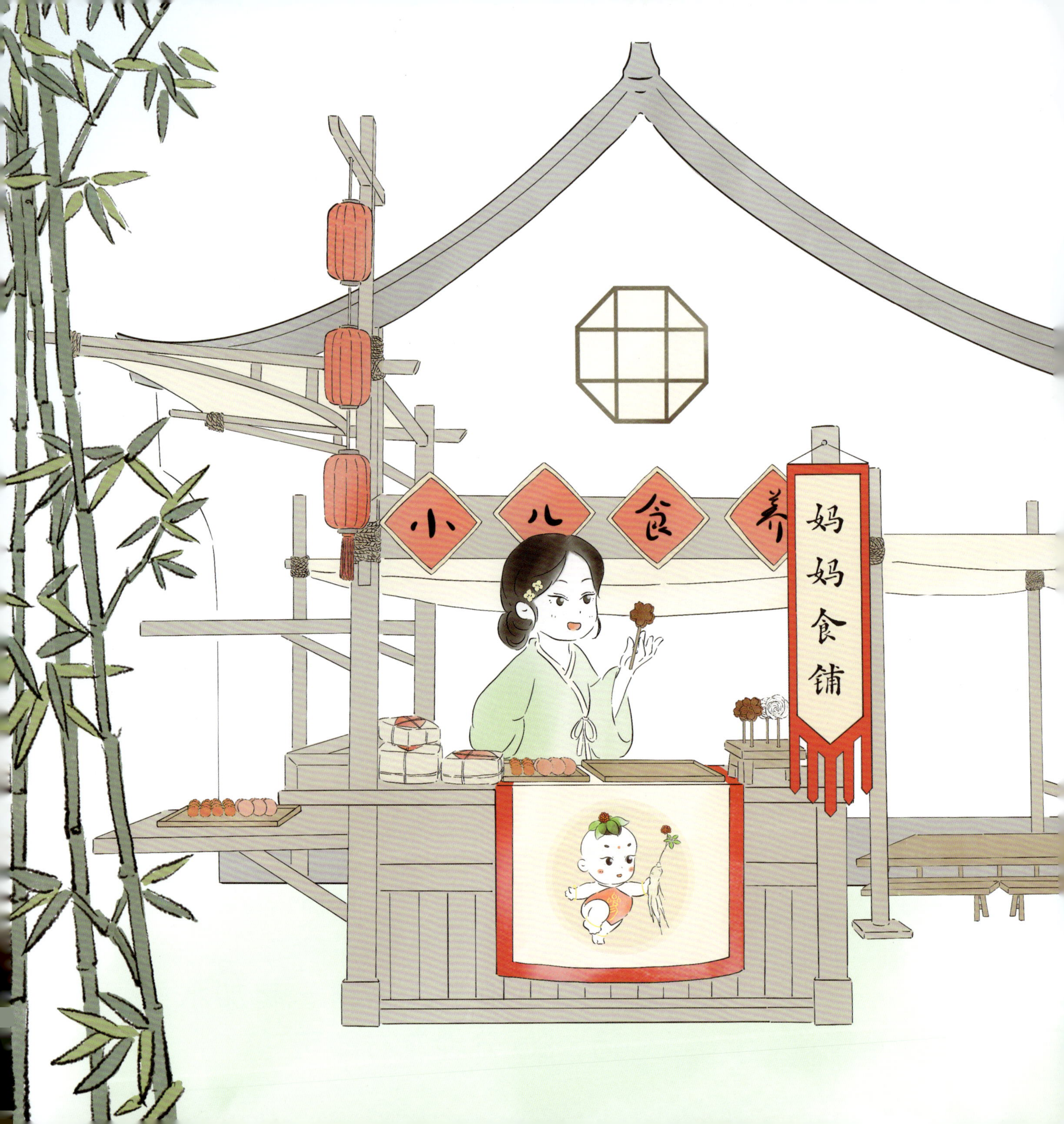
小儿食养
妈妈食铺

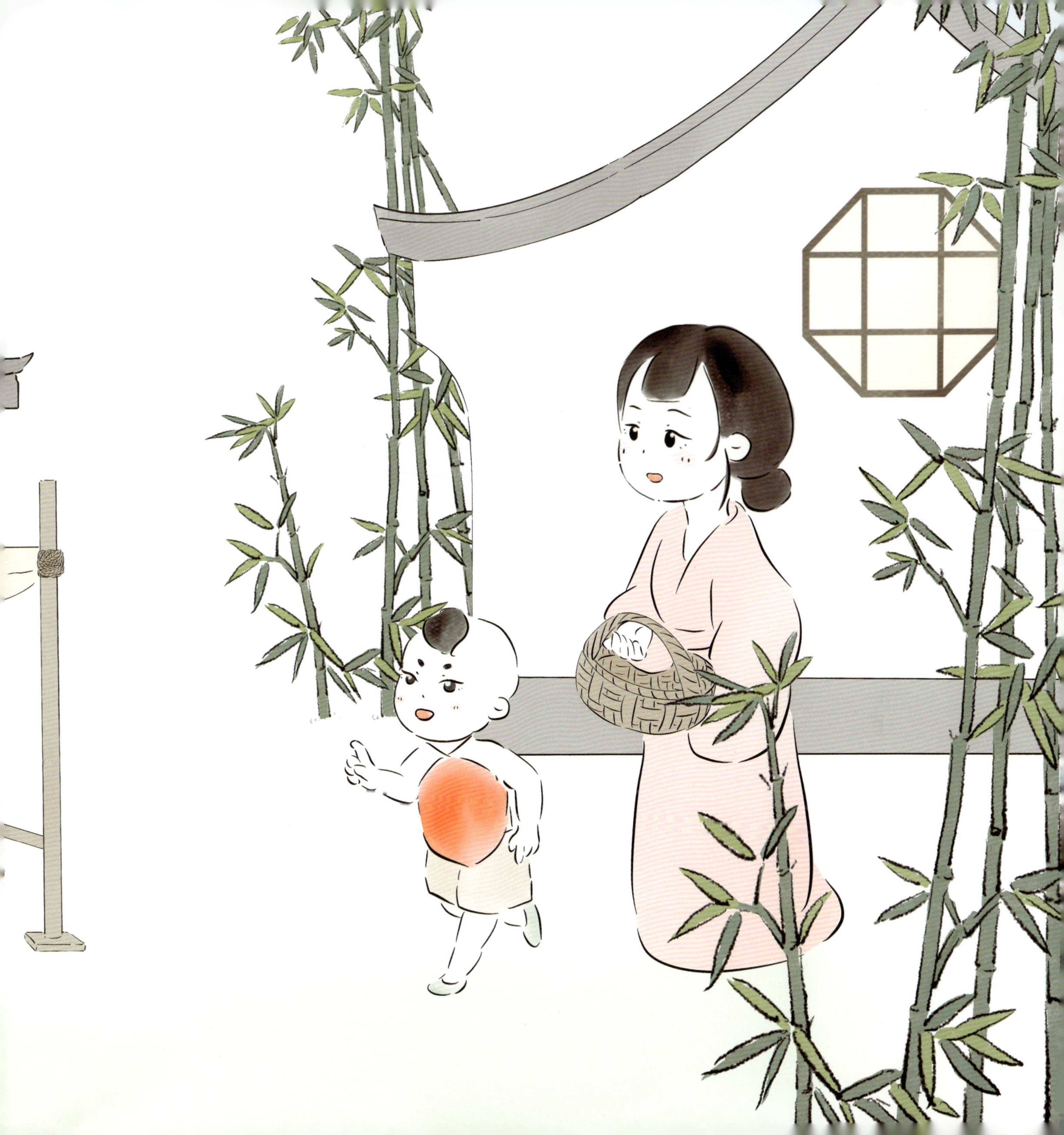

我要当个小医生 1

妈妈晚安④

主　编：刘　华　白秀娟　谭　波
编　委：尹凤娟　林晓燕　周玫君
刘帼豪
绘　图：刘帼豪

中国健康传媒集团
中国医药科技出版社

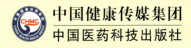

图书在版编目（CIP）数据

我要当个小医生 . 1 / 刘华，白秀娟，谭波主编 . —北京：中国医药科技出版社，2024.7

ISBN 978-7-5214-4645-6

Ⅰ . ①我…　Ⅱ . ①刘…　②白…　③谭…　Ⅲ . ①小儿疾病—常见病—中医治疗法　Ⅳ . ① R272

中国国家版本馆 CIP 数据核字（2024）第 100824 号

美术编辑　陈君杞

版式设计　也　在

出版　**中国健康传媒集团** | 中国医药科技出版社

地址　北京市海淀区文慧园北路甲 22 号

邮编　100082

电话　发行：010-62227427　邮购：010-62236938

网址　www.cmstp.com

规格　710 × 1000mm $^{1}/_{12}$

印张　8

字数　21 千字

版次　2024 年 7 月第 1 版

印次　2024 年 7 月第 1 次印刷

印刷　河北环京美印刷有限公司

经销　全国各地新华书店

书号　ISBN 978-7-5214-4645-6

定价　48.00 元（全 4 册）

获取新书信息、投稿、为图书纠错，请扫码联系我们。

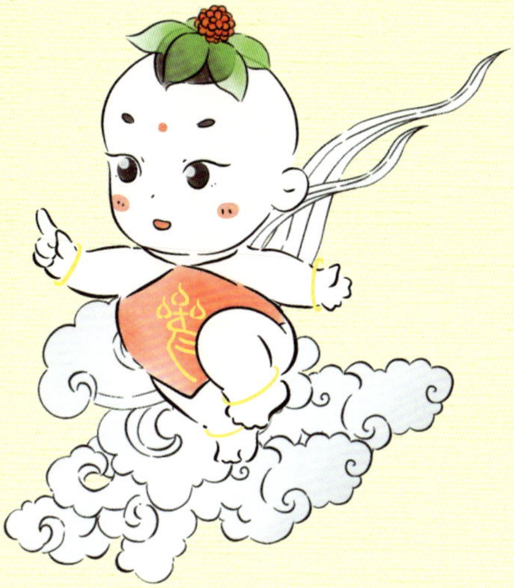

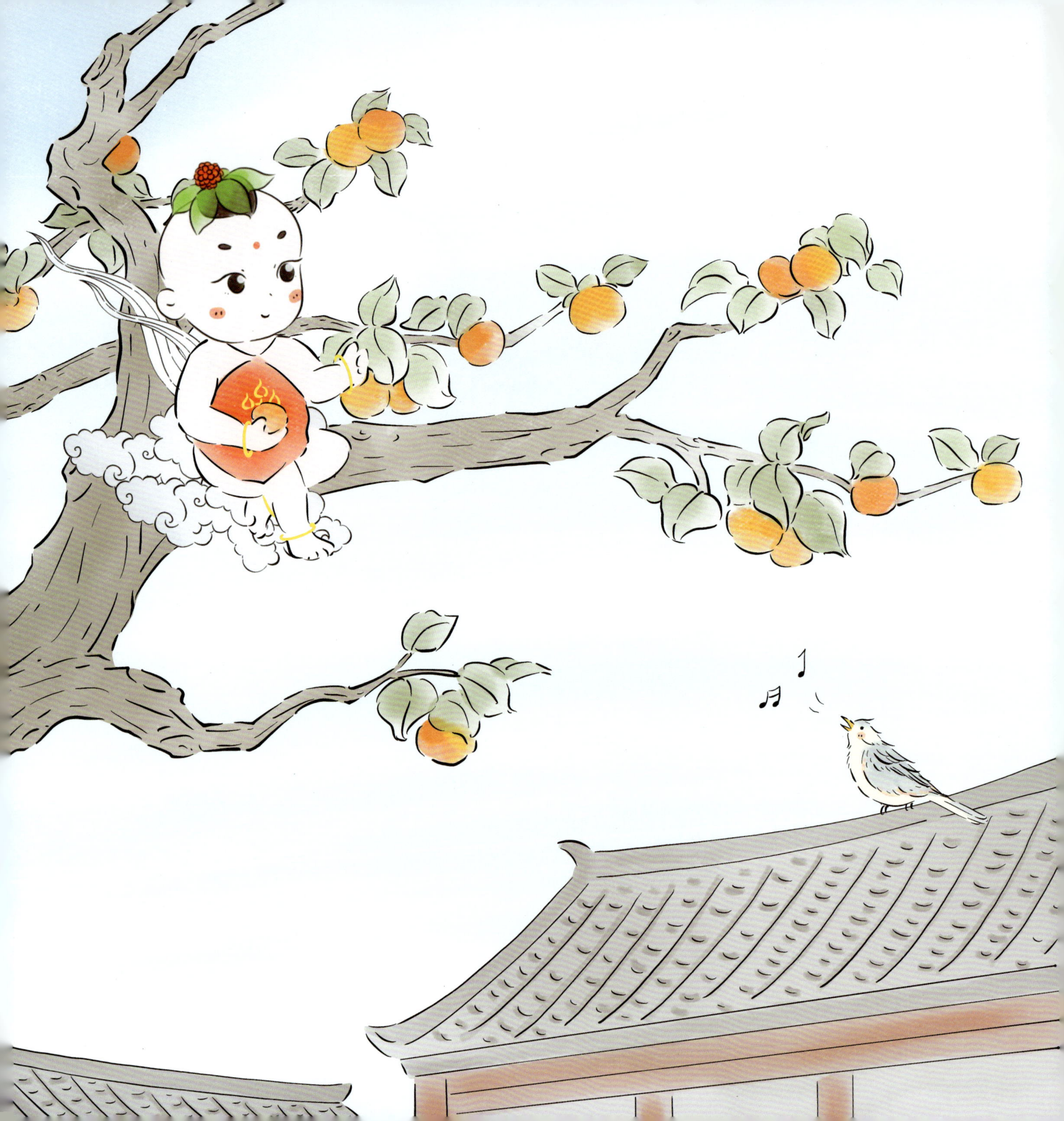

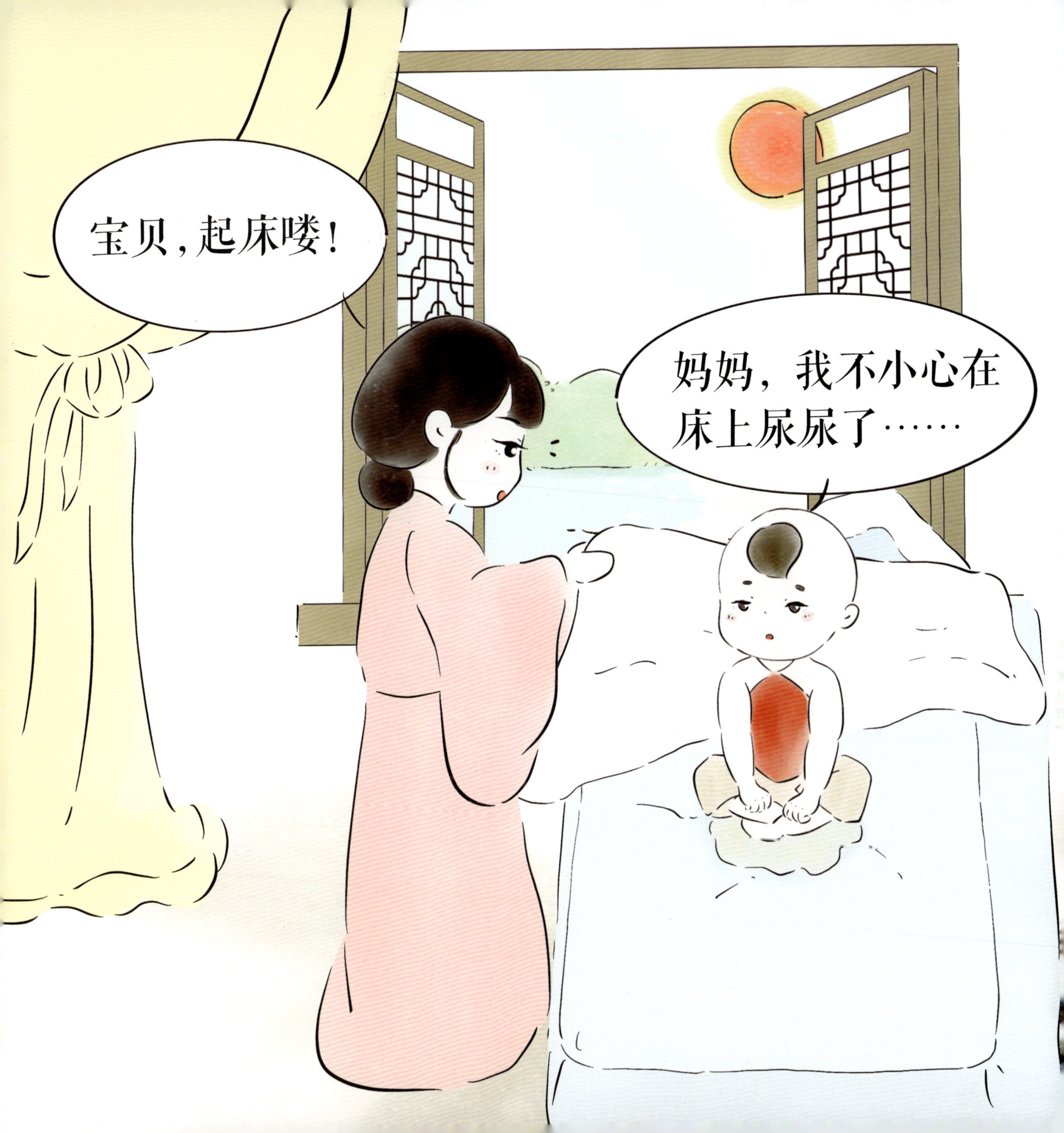
宝贝，起床喽！
妈妈，我不小心在床上尿尿了……

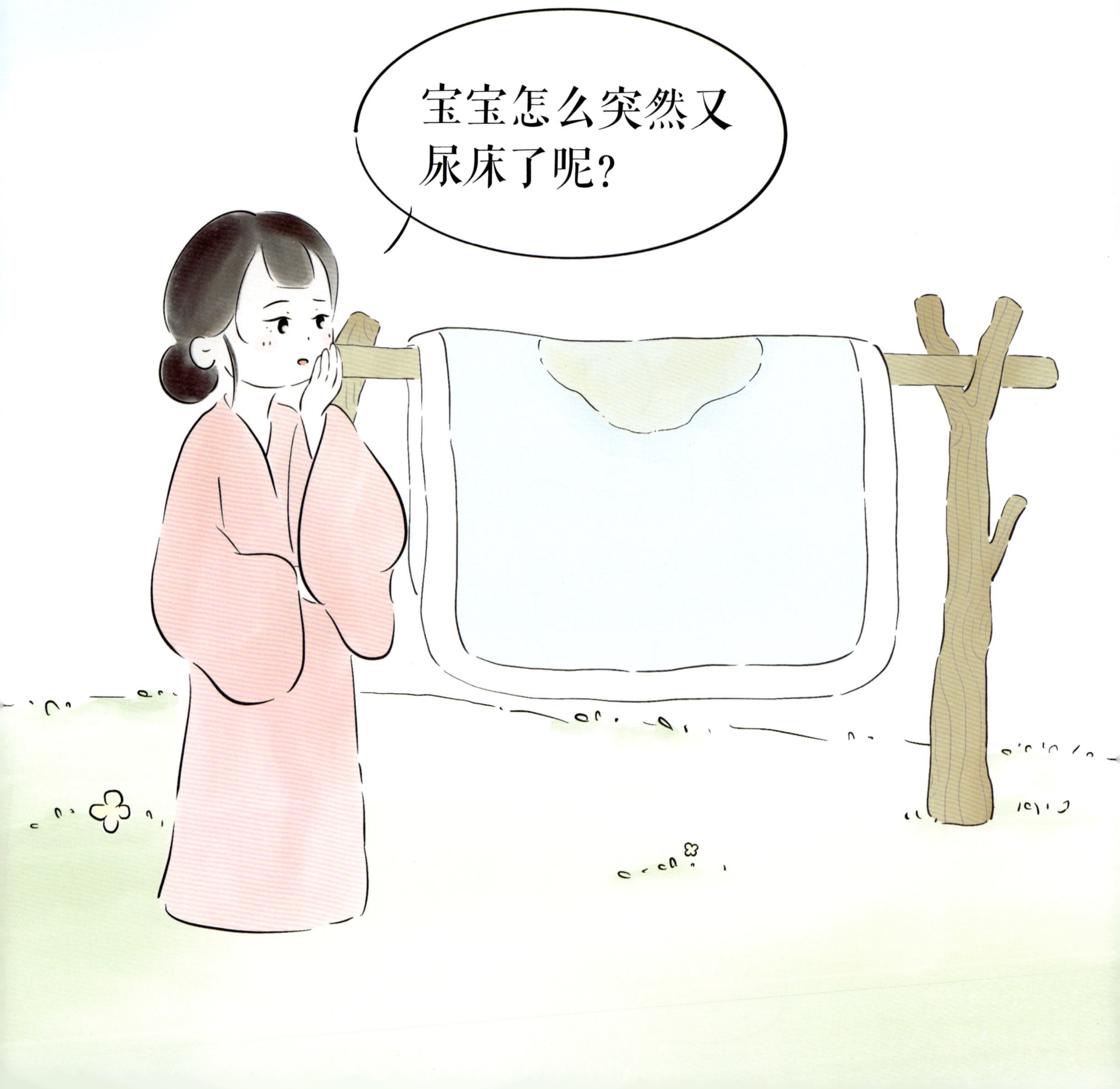
宝宝怎么突然又尿床了呢？

也许是因为秋天到啦。进入秋冬时节，大自然的阳气趋于闭藏。

对应到人体，则是肺气收纳，肾阳储藏的时刻

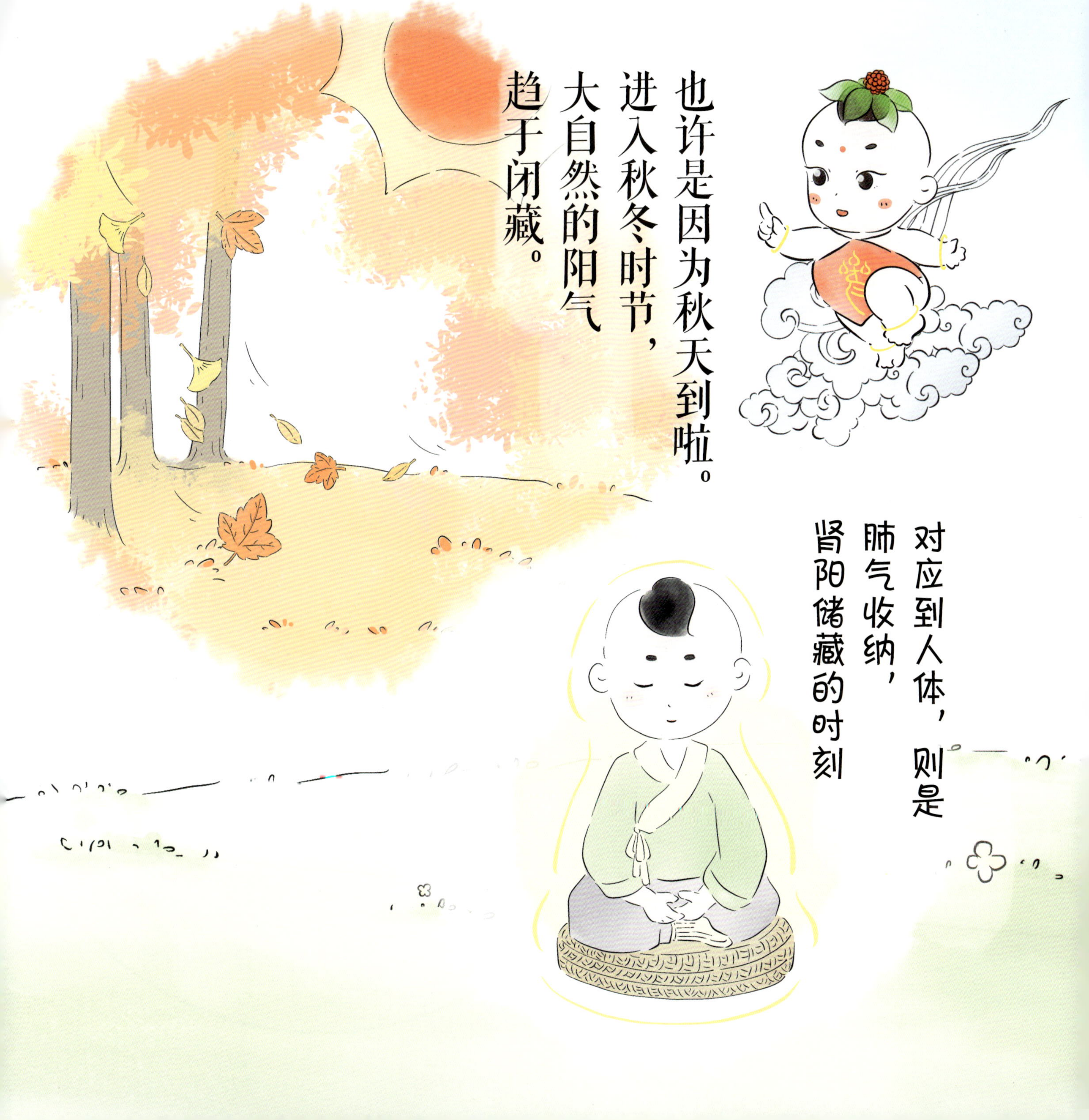

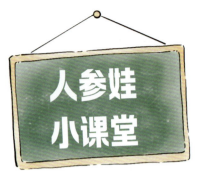

人参娃小课堂

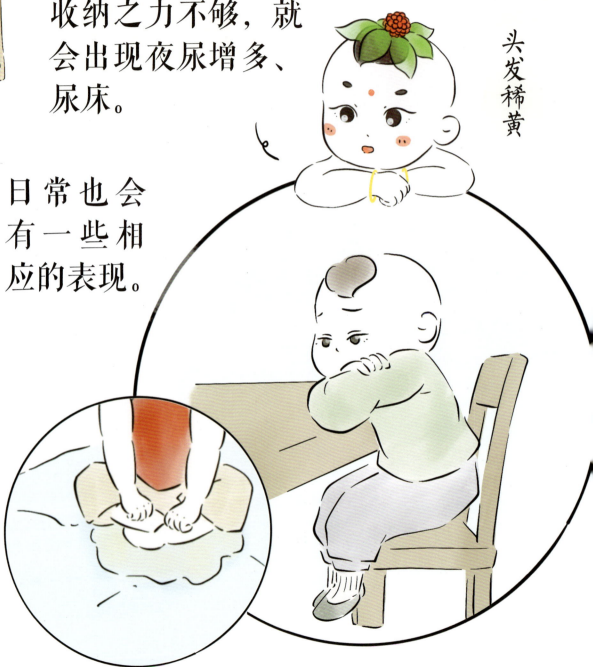

肾气不足的孩子，收纳之力不够，就会出现夜尿增多、尿床。

日常也会有一些相应的表现。

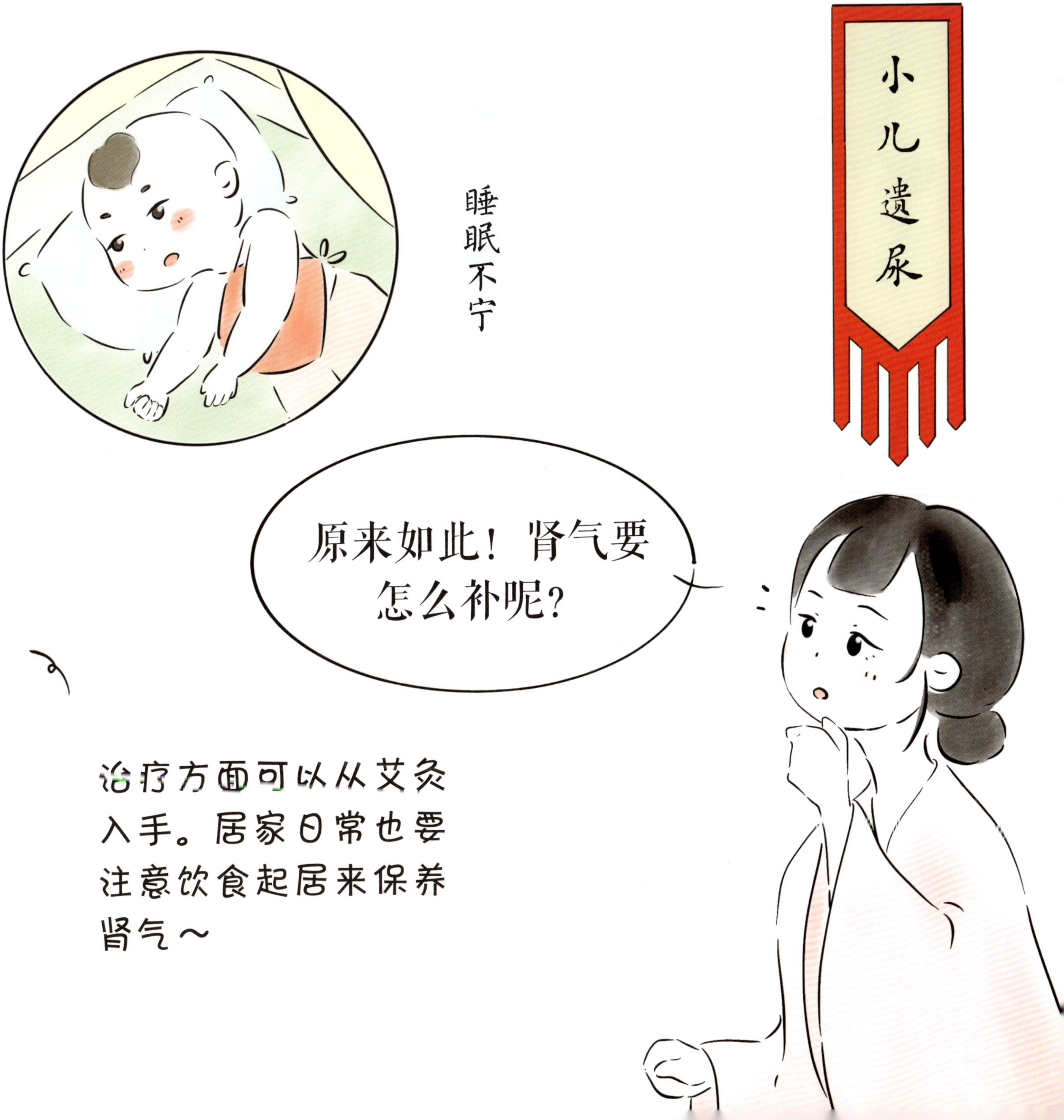
小儿遗尿
睡眠不宁
原来如此！肾气要怎么补呢？
治疗方面可以从艾灸入手。居家日常也要注意饮食起居来保养肾气～

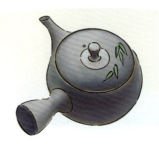

艾灸小贴士

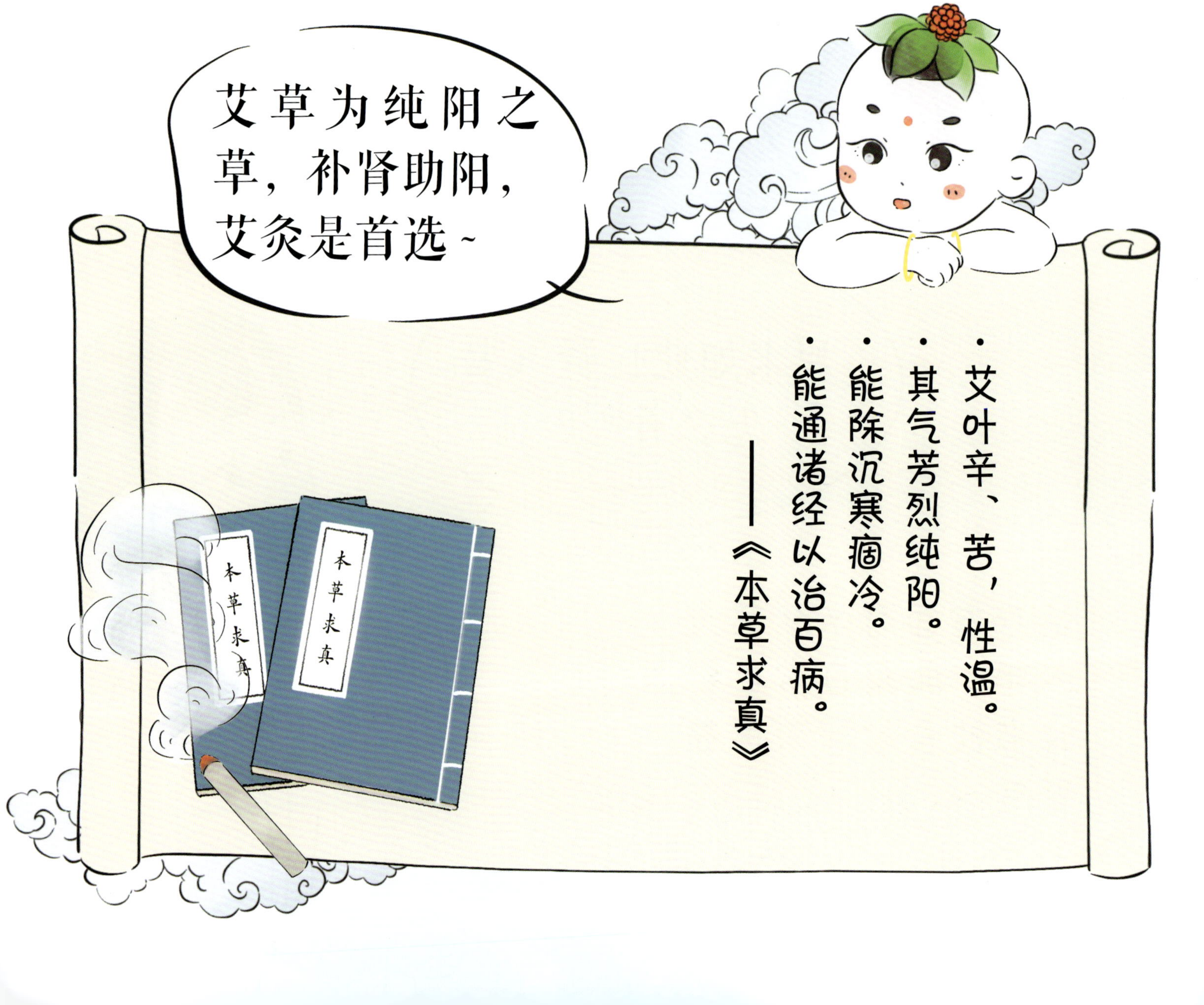
艾草为纯阳之草，补肾助阳，艾灸是首选~
· 艾叶辛、苦，性温。
· 其气芳烈纯阳。
· 能除沉寒痼冷。
· 能通诸经以治百病。
——《本草求真》
本草求真
本草求真

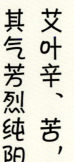

艾灸穴位

· 肾俞位于第2腰椎棘突下，后正中线旁开1.5寸，左右各一穴（与命门水平）

小贴士：
这里所说的“寸”，是中医中的“手指同身寸”。

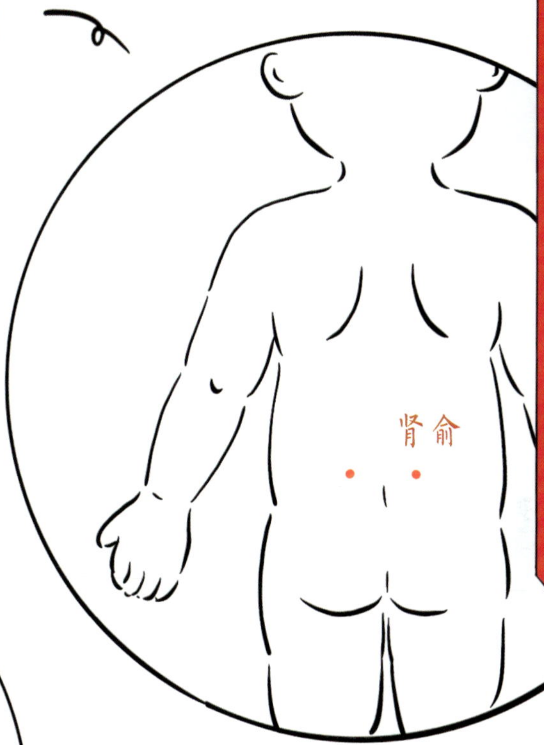

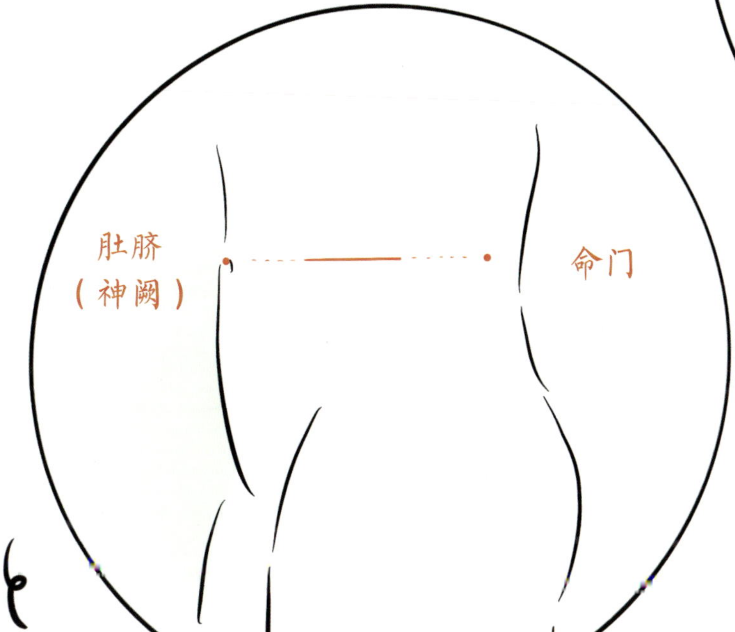

· 与肚脐水平对应，在后背正中线的位置即为命门

手指同身寸定位法：宝宝大拇指指间关节的宽度即为1寸哦！

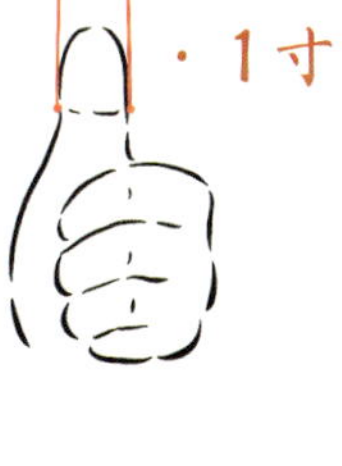

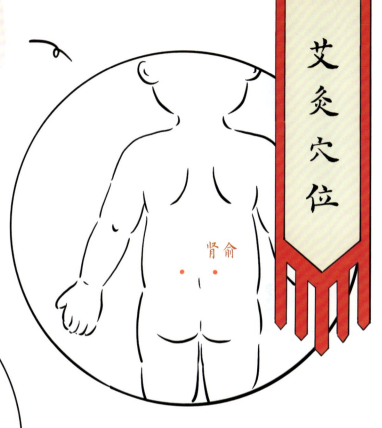

· 推荐穴位：肾俞（左右各一）、命门、关元

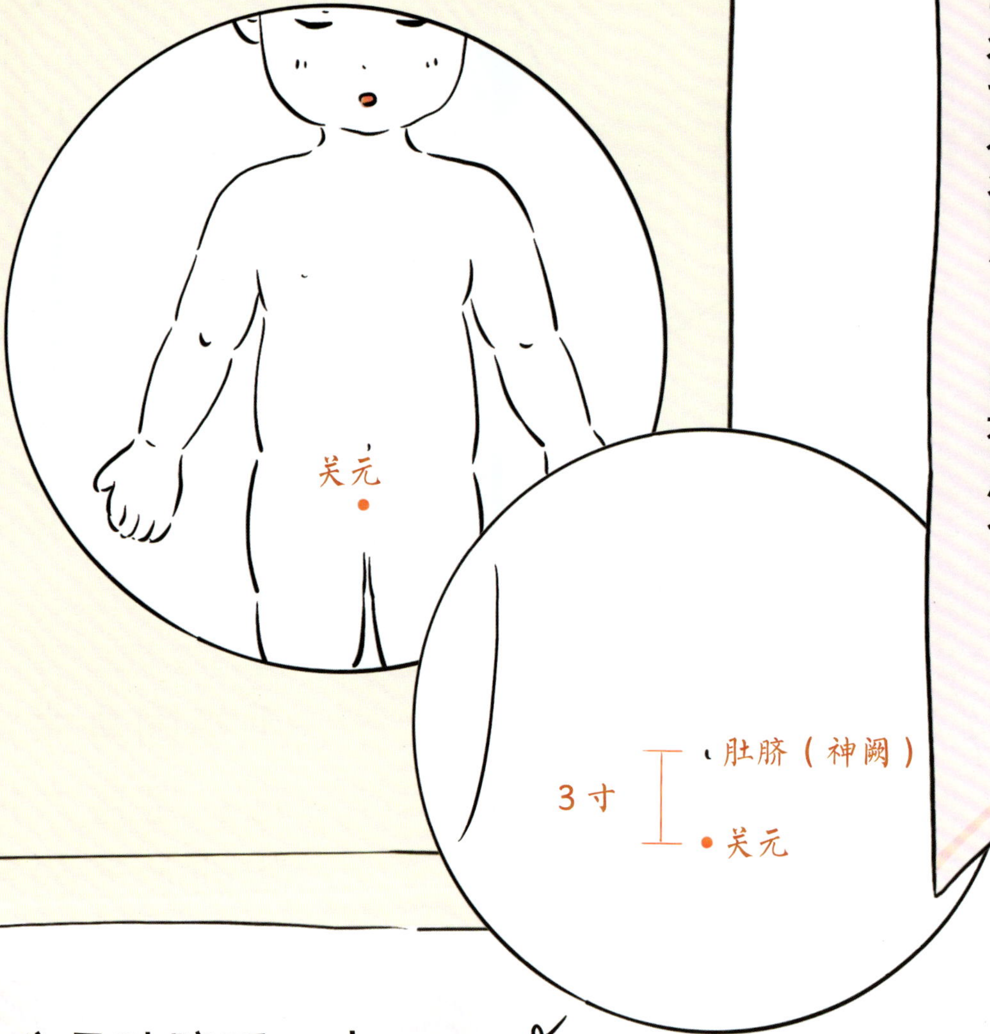

通过艾灸这3个穴位，可以调补下焦阳气，固摄小便。

· 关元位于肚脐下3寸

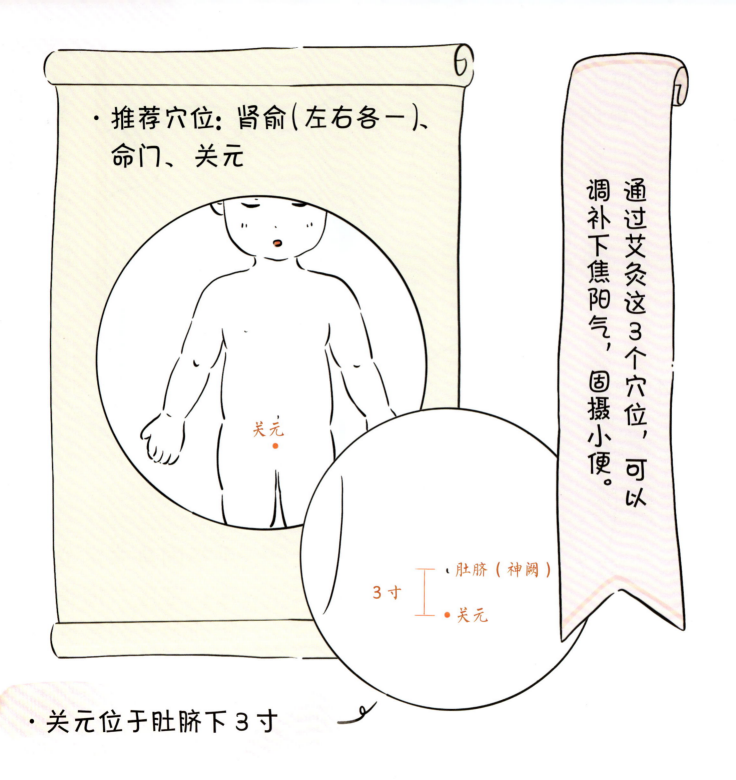

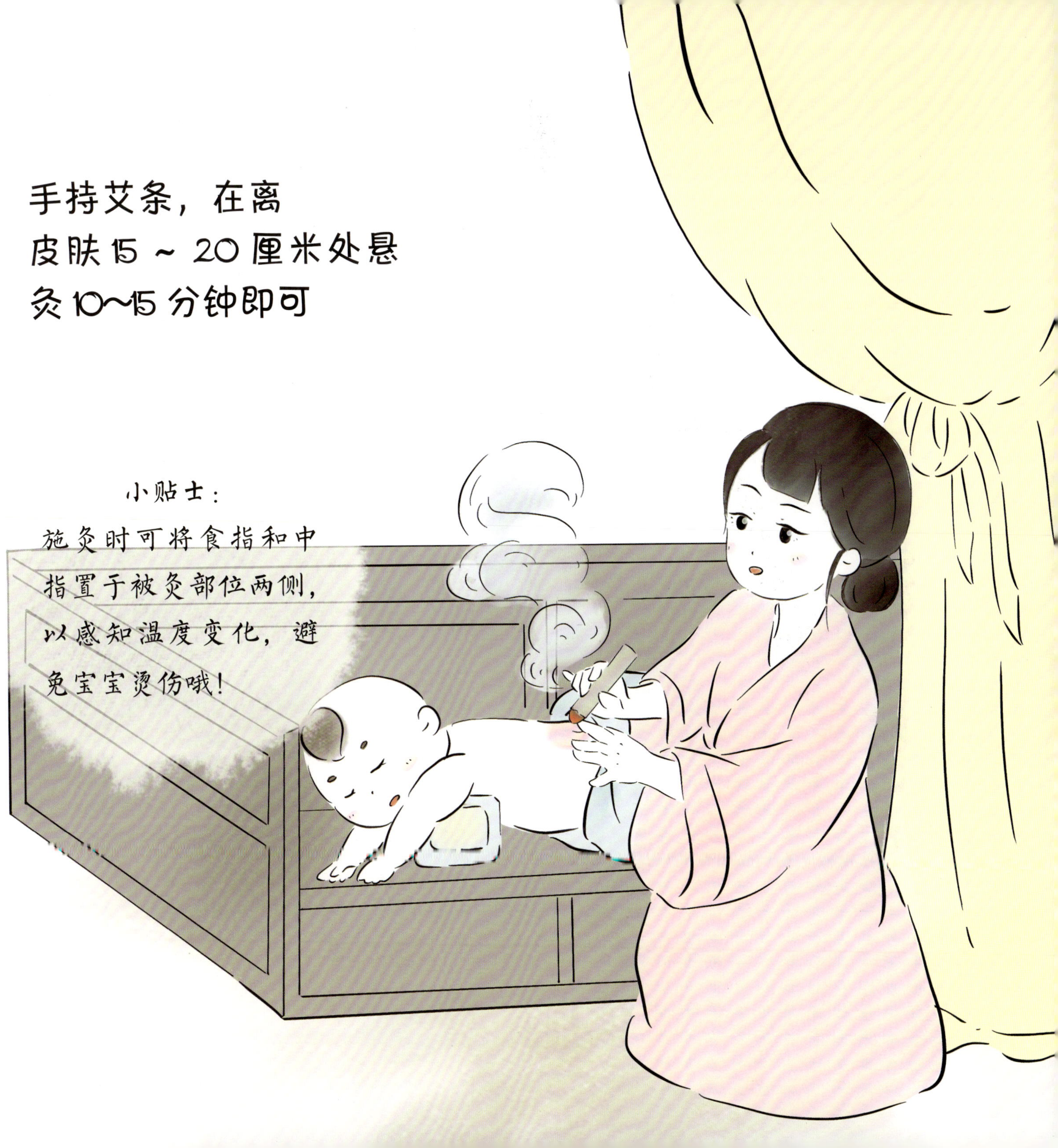
手持艾条，在离
皮肤15 ~ 20厘米处悬
灸10~15分钟即可
小贴士：
施灸时可将食指和中
指置于被灸部位两侧，
以感知温度变化，避
免宝宝烫伤哦！

食养小贴士

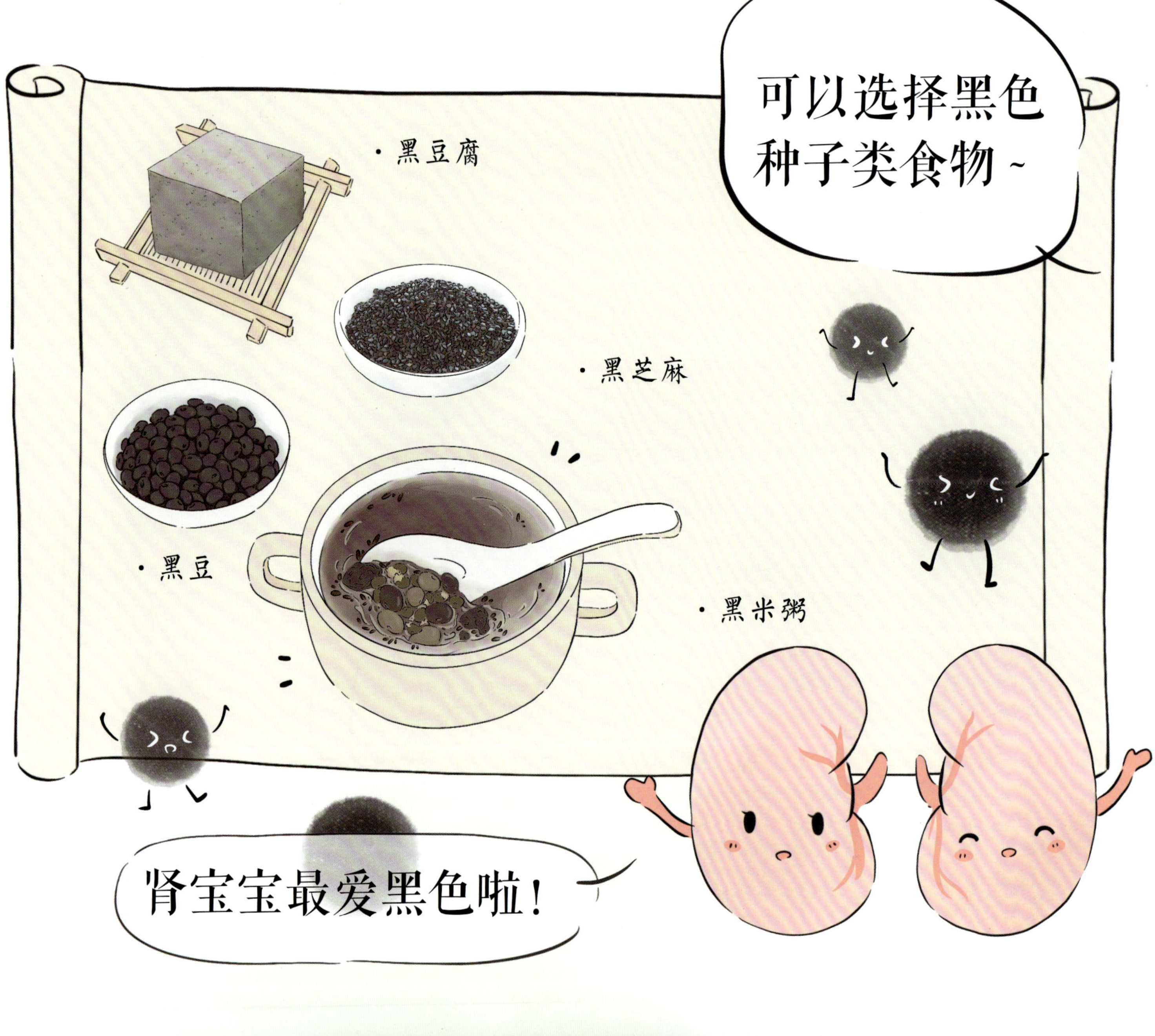
可以选择黑色种子类食物~
·黑豆腐
·黑芝麻
·黑豆
·黑米粥
肾宝宝最爱黑色啦！

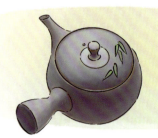

黑色入肾，种子又是植物收藏的精华，蕴含收藏之力、生发之机，补肾最佳！

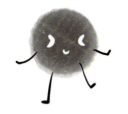

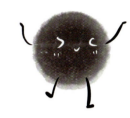

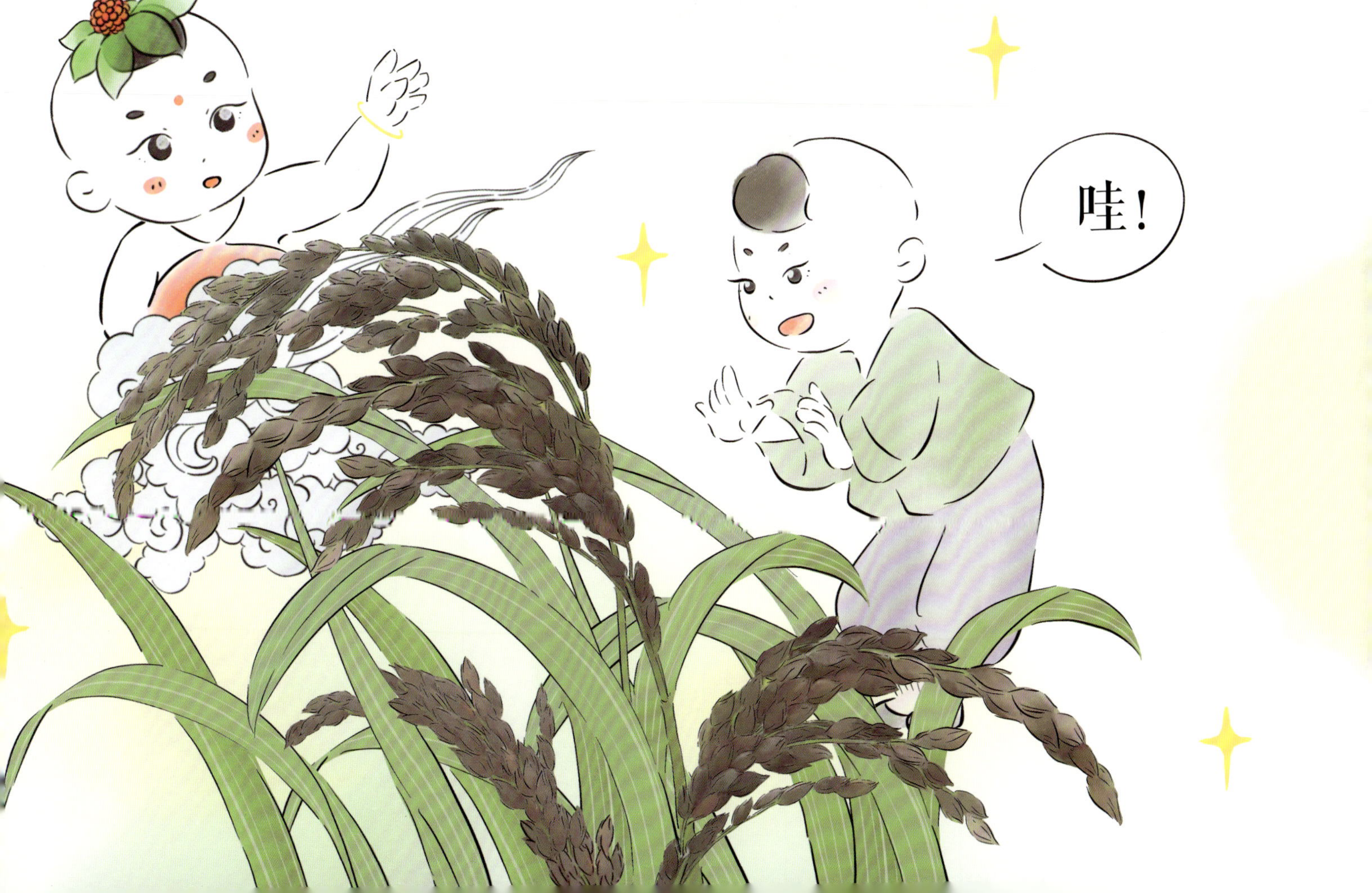

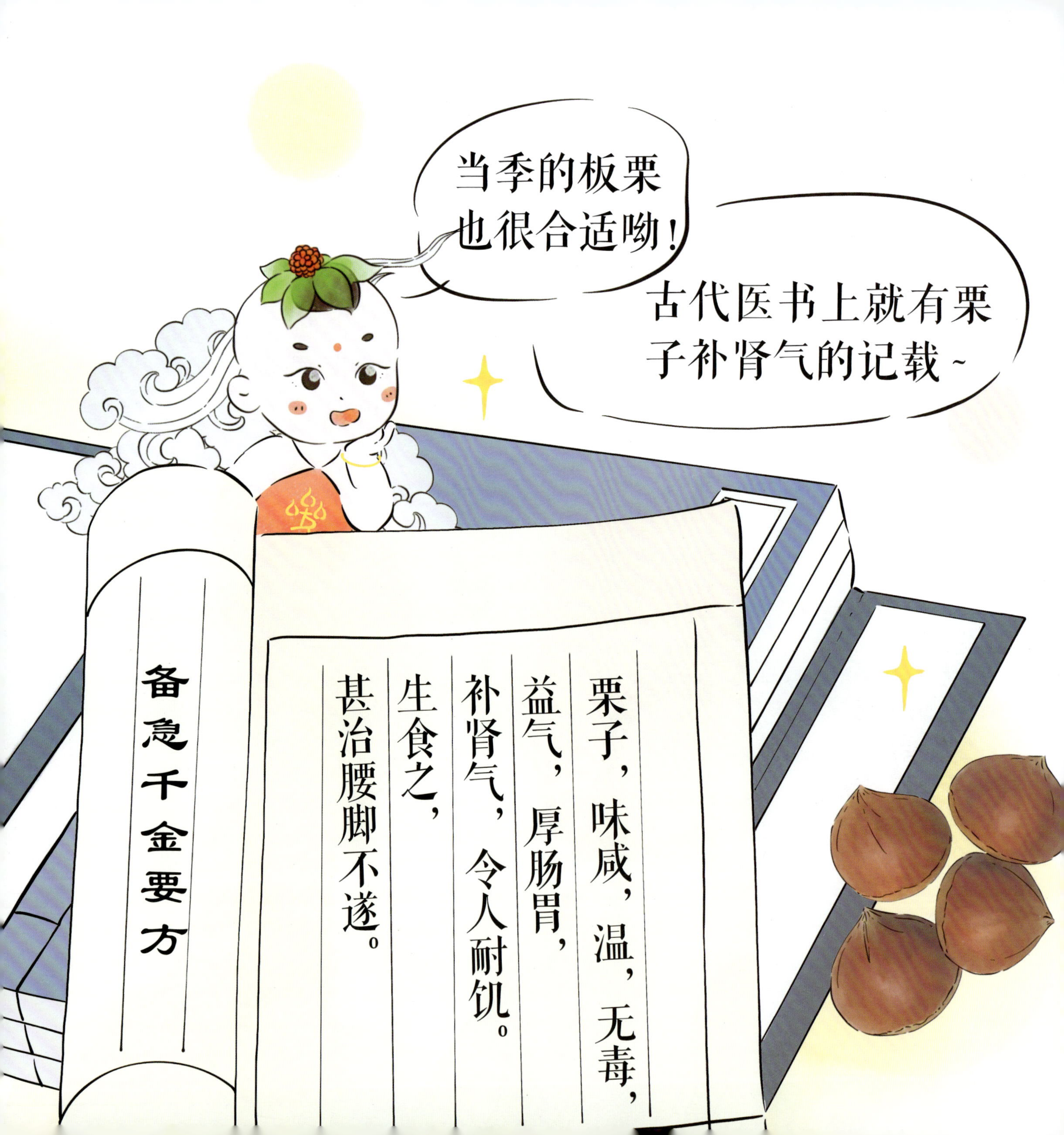
当季的板栗
也很合适呦！
古代医书上就有栗
子补肾气的记载~
备急千金要方
栗子，味咸，温，无毒，
益气，厚肠胃，
补肾气，令人耐饥。
生食之，
甚治腰脚不遂。

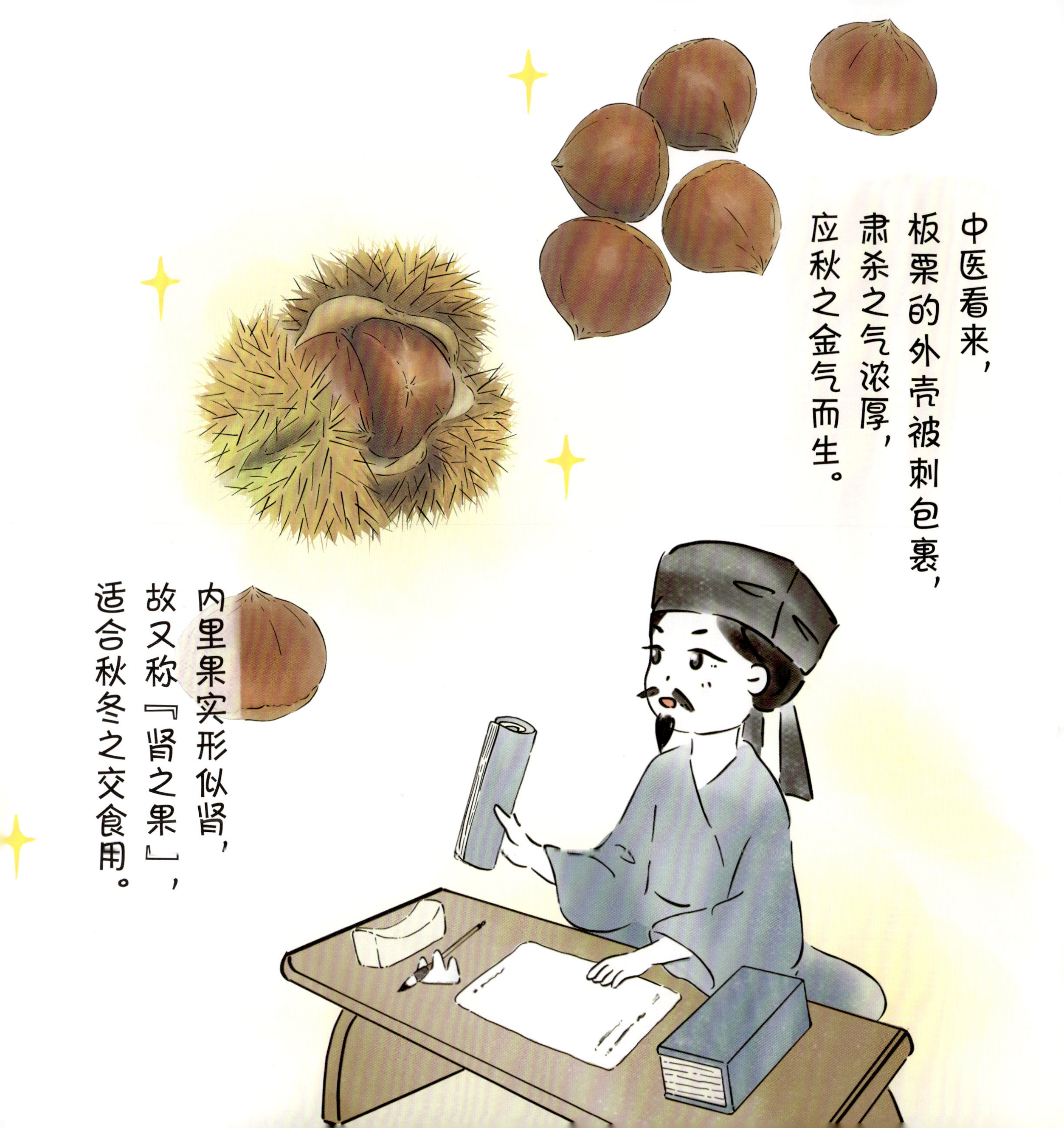
中医看来，
板栗的外壳被刺包裹，
肃杀之气浓厚，
应秋之金气而生。
内里果实形似肾，
故又称『肾之果』，
适合秋冬之交食用。

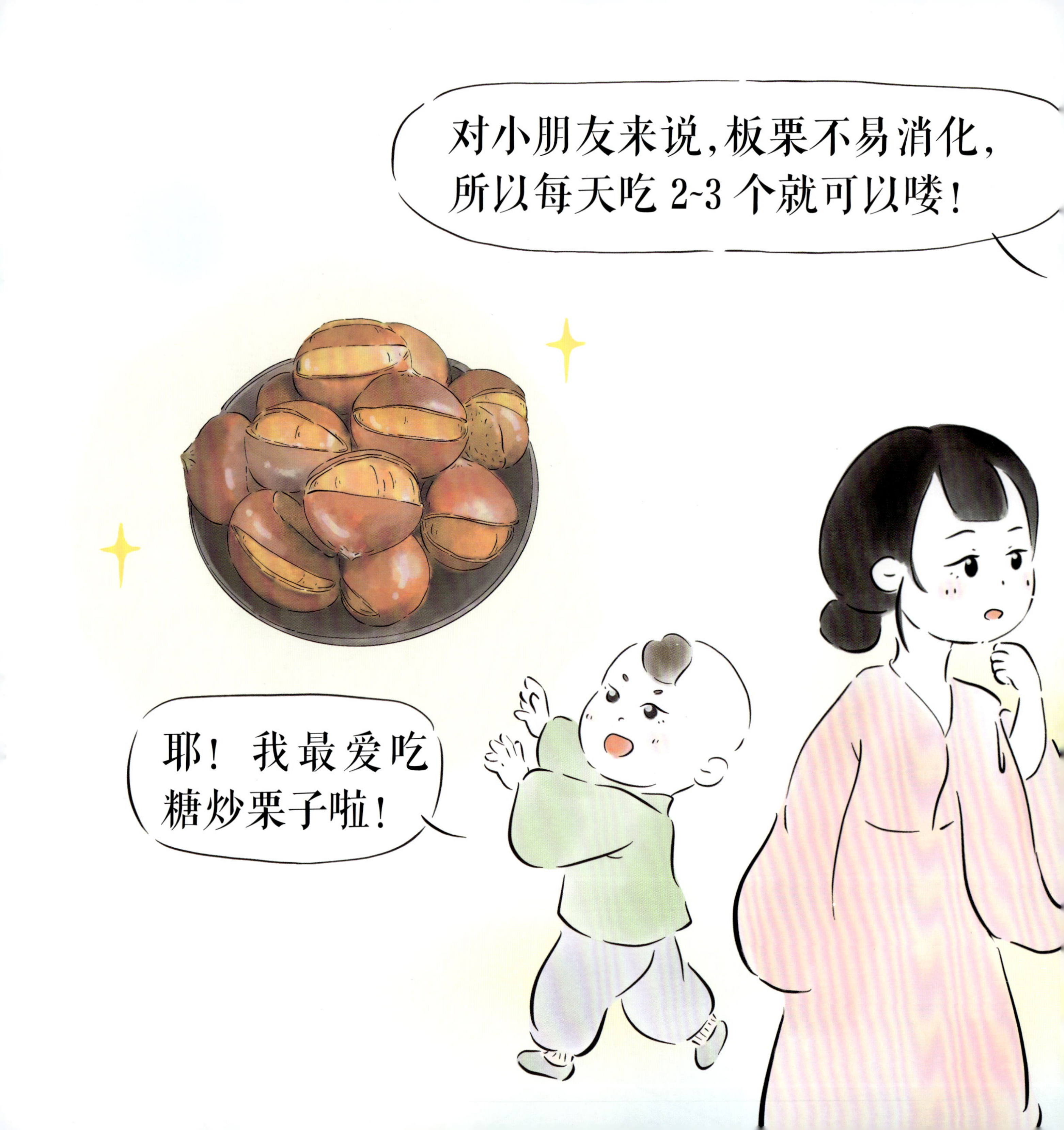
对小朋友来说，板栗不易消化，
所以每天吃 2~3 个就可以喽！
耶！我最爱吃
糖炒栗子啦！

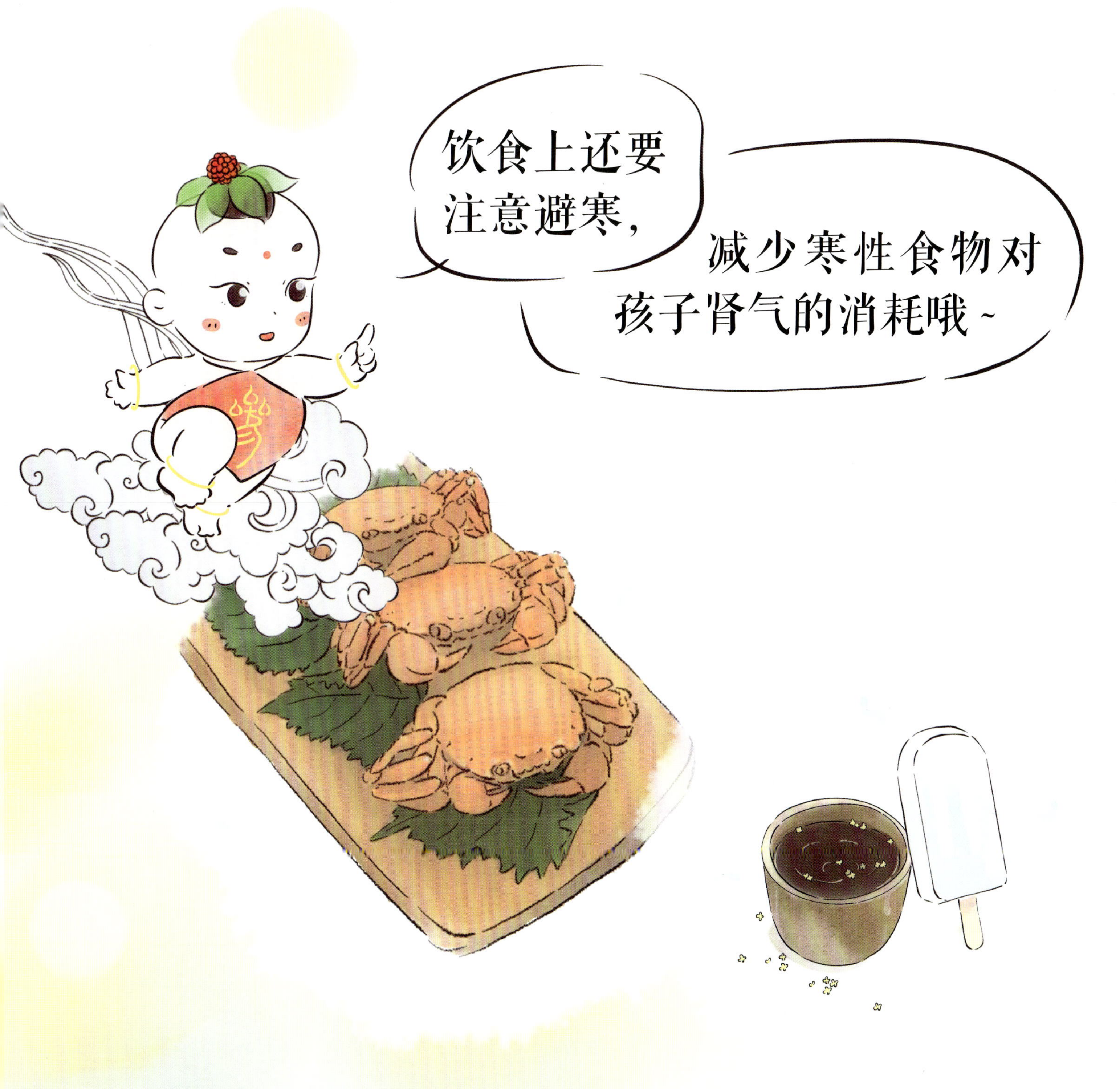
饮食上还要注意避寒，减少寒性食物对孩子肾气的消耗哦~

起居小贴士

『头为诸阳之会』，日常出行要注意头部保暖，护住体内阳气。

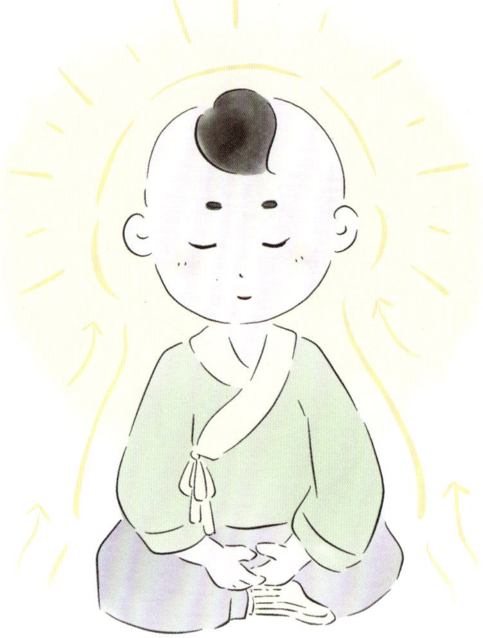

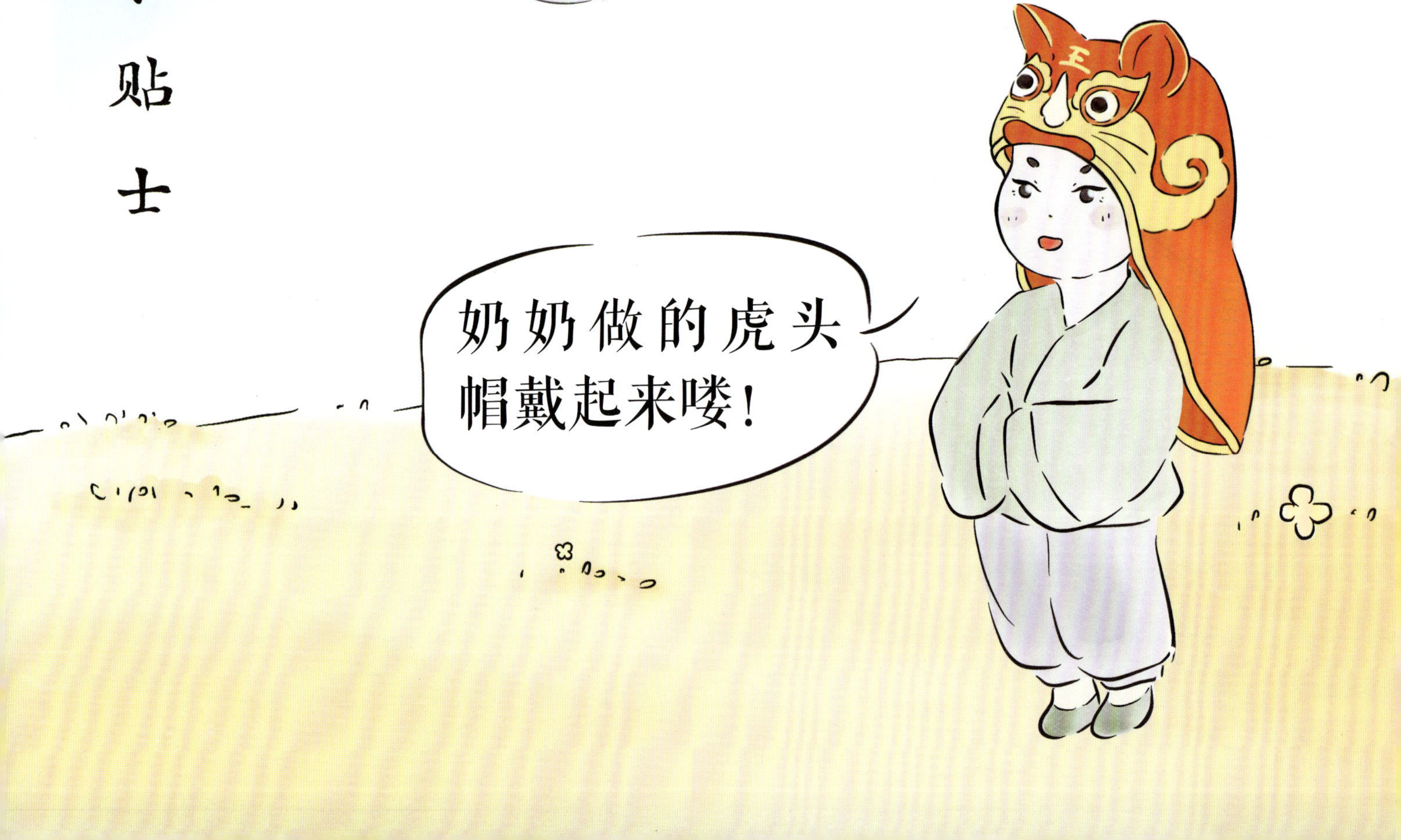

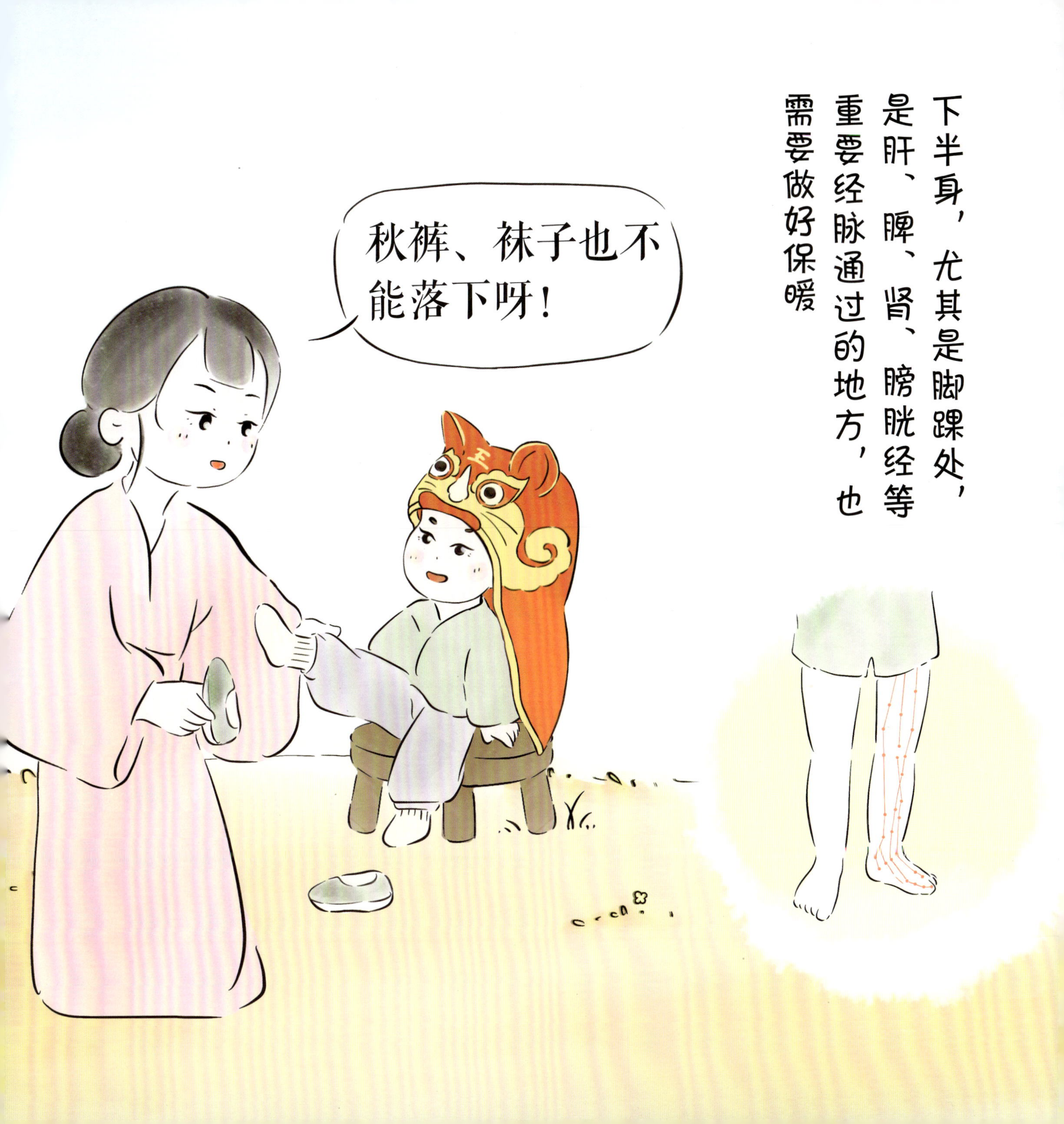
下半身，尤其是脚踝处，是肝、脾、肾、膀胱经等重要经脉通过的地方，也需要做好保暖
秋裤、袜子也不能落下呀！

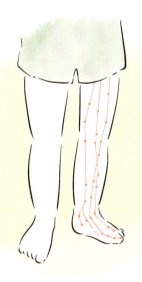

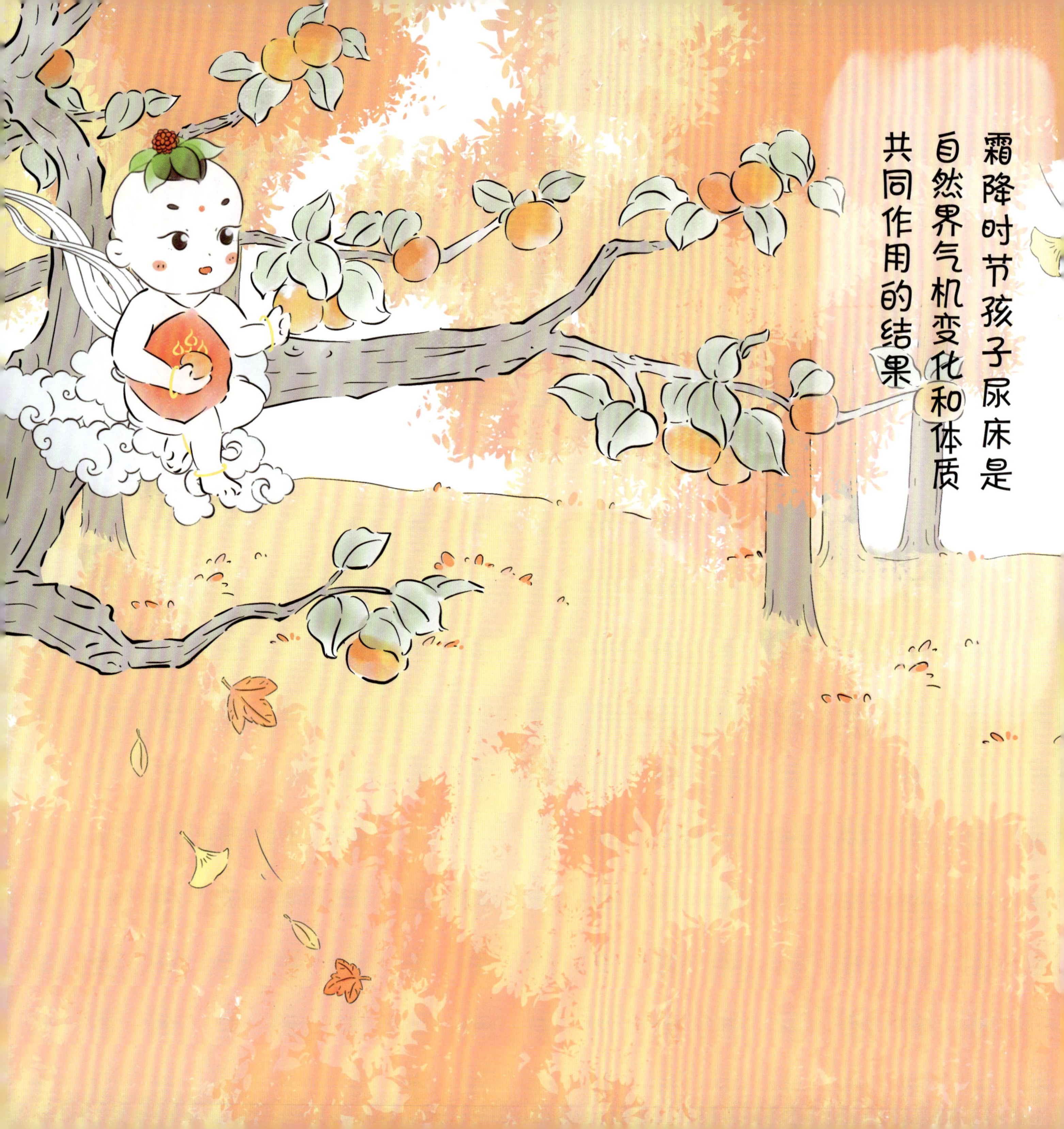
霜降时节孩子尿床是
自然界气机变化和体质
共同作用的结果

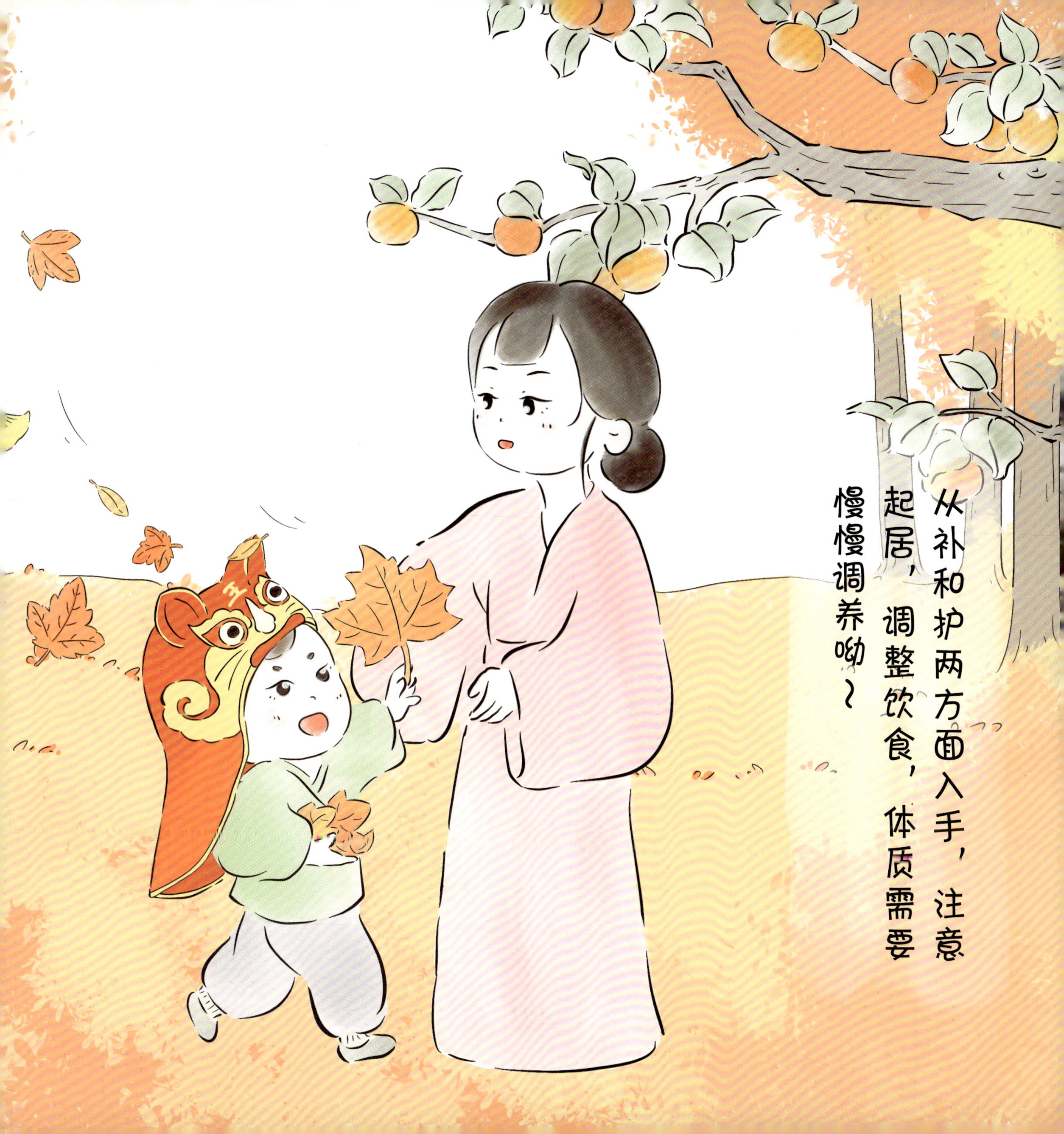
从补和护两方面入手，注意
起居，调整饮食，体质需要
慢慢调养呦～